九针从师录

——师怀堂针灸临床带教纪实

张明亮　编著

冯尚华　代金刚

张世炜　田文彬　整理

U0388099

辽宁科学技术出版社
LIAONING SCIENCE AND TECHNOLOGY PUBLISHING HOUSE

拂石医典
FU SHI MEDBOOK

图书在版编目（CIP）数据

九针从师录 / 张明亮编著. —沈阳：辽宁科学技术出版社，2022.6
ISBN 978-7-5591-2545-3

Ⅰ.①九…　Ⅱ.①张…　Ⅲ.①针刺疗法　Ⅳ.①R245.3

中国版本图书馆CIP数据核字（2022）第089434号

出版发行：辽宁科学技术出版社
　　　　　北京拂石医典图书有限公司
　　　　　地址：北京海淀区车公庄西路华通大厦B座15层
联系电话：010-57262361/024-23284376
E-mail：fushimedbook@163.com
印 刷 者：河北环京美印刷有限公司
经 销 者：各地新华书店

幅面尺寸：170mm×240mm
字　　数：298千字　　　　　　　　　印　　张：16
出版时间：2022年6月第1版　　　　　印刷时间：2022年6月第1次印刷

责任编辑：李俊卿　　　　　　　　　　责任校对：梁晓洁
封面设计：君和传媒　　　　　　　　　封面制作：王东坡
版式设计：天地鹏博　　　　　　　　　责任印制：丁　艾

如有质量问题，请速与印务部联系　　　联系电话：010-57262361

定　　价：95.00元

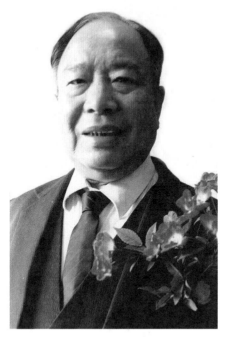

师怀堂教授

（1922–2012）

谨以本书献给

针灸泰斗及中医新九针疗法创始人

师怀堂教授诞辰100周年暨逝世10周年纪念

亲炙弟子　九针门下　张明亮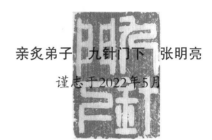

谨志于2022年5月

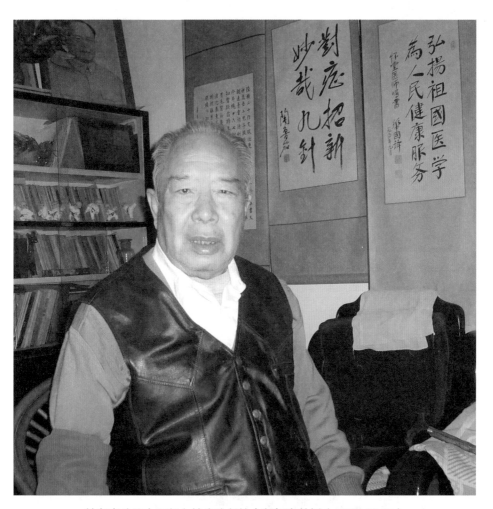

针灸泰斗及中医新九针疗法创始人师怀堂教授（1922–2012）

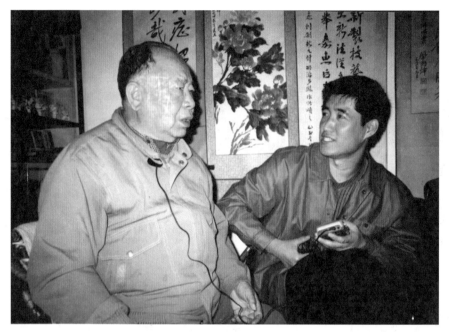

唐代文学家韩愈《师说》："师者，所以传道授业解惑也！"多年前曾常年于国内外各地讲学的张明亮，每当遇到疑难问题，回到老家太原时，必定会去向师老等各位老师请教。

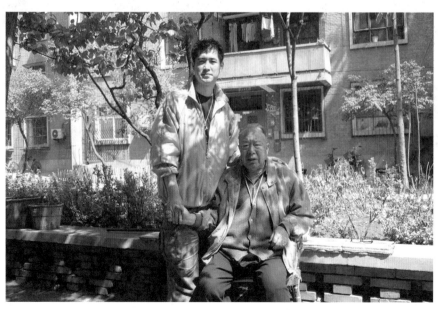

2005年5月11日，张明亮在结束给北京中医药大学学生举办的又一期"师怀堂教授针灸学术经验系列培训班"返回太原后，向师老做了详细汇报，师老高兴地说：传承九针的重任现在要靠你们年轻人进一步发扬光大了！

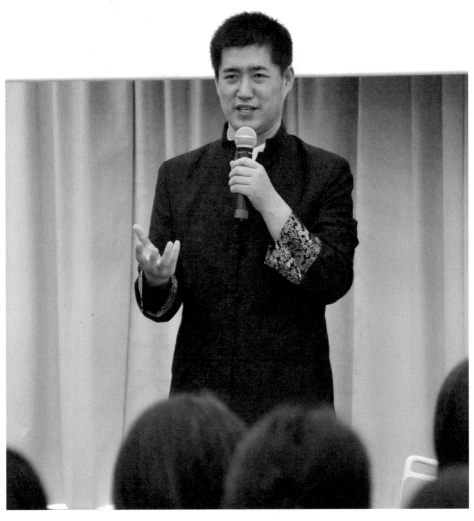

近20年以来，张明亮曾先后去往世界五大洲数十个国家以及国内各省进行讲学，主要讲授健身气功、中医导引、怀堂九针、峨眉内功导引以及生命环保等。图为2011年10月10日，应日本Medical & Knowledge Company (MKC)的邀请在东京举办的学术讲座。

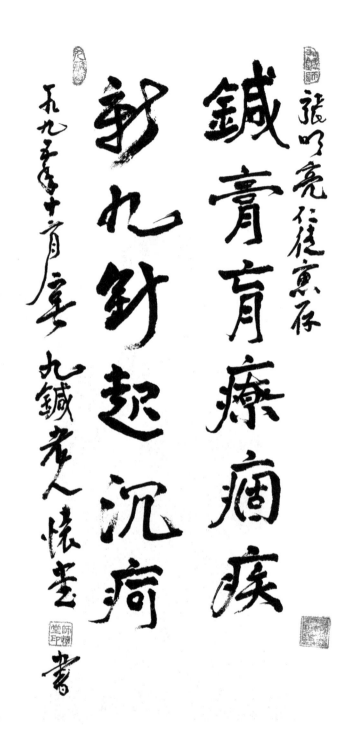

鍼膏肓疗痼疾
新九针起沉疴

张明亮仁徒惠存

一九九五年十二月二号
九鍼老人怀堂书

"张明亮仁徒惠存：针膏肓疗痼疾，新九针起沉疴。1995年12月2号九针老人师怀堂书"。1995年，张明亮经原山西省卫生厅厅长续恩岚力荐投入师怀堂教授门下之后，师老亲笔书赠，以资鼓励。

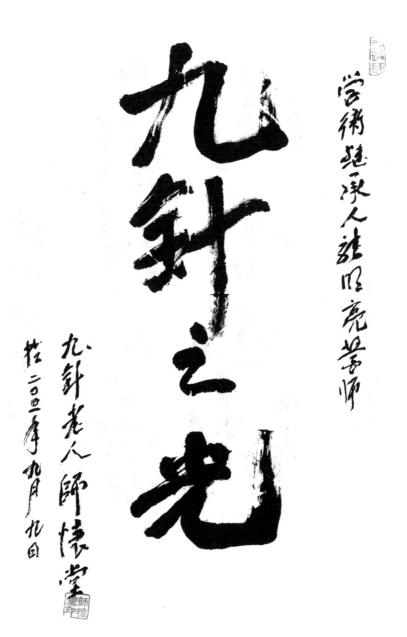

"学术继承人张明亮医师：九针之光。九针老人师怀堂于2001年9月9日"从1995到2001年，张明亮从师学习满五年后，师老亲笔书赠并给予厚望。

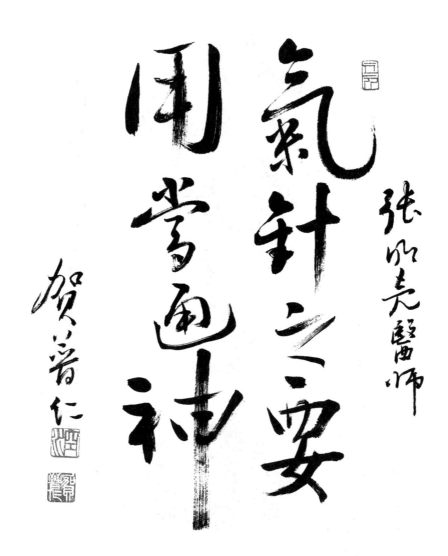

气针之要

用当通神

张明亮医师

贺普仁

首届国医大师、"国家级非遗——中医针灸"代表性传承人、著名针灸大师贺普仁教授题词。多年前，经师老推荐，张明亮去北京拜访贺普仁教授，在汇报了"九针"与"三通"尤其是"毫针与气功"之间的密切关系后，贺老欣然题词"张明亮医师：气针之要，用当通神。贺普仁"

王序

传说伏羲创九针。中华民族的人文始祖"伏羲氏仰观象于天，俯观法于地，观鸟兽之文与地之宜，近取诸身，远取诸物，于是造书契以代结绳之政，画八卦以通神明之德，以类万物之情。所以六气、六府、五藏、五行、阴阳、四时、水火升降，得以有象。百病之理，得以有类。乃尝味百药而制九针，以拯夭枉焉。"（《帝王世纪》）。

有案可稽者当推《黄帝内经》，《素问》中有一篇、《灵枢》中有三篇九针专论。其中《九针十二原第一》、《官针第七》两篇，不仅论及九针之名、形、用、规格、主治，并且讲到"九针之宜，各有所为，长短大小，各有所施"，不同的病症选用不同的针具。在《灵枢·九针论第七十八》和《素问·针解篇第五十四》两篇中，将九针之镵、员、鍉、锋、铍、员利、毫、长、大针分别与天、地、人、四时、五音、六律、七星、八风、九野相对应，同时将九针与治疗人体的部位、层次及功能相对应：一针皮，二针肉，三针脉，四针筋，五针骨，六针调阴阳，七针益精，八针除风，九针通九窍。这样通过九针将天地万物时空与人的形体阴阳一一对应，组合成一个完整统一的九针系统。综观之，简言之：九针是针具，是疗法，也是哲学，更是文化——中医九针文化，她是中国传统文化的一个重要组成部分。

现在比较公认的说法是：《黄帝内经》约成书于战国到西汉年间，非一时一人之作。上古时代九针祖师辈出：轩辕黄帝、天师岐伯、神医扁鹊等，经典传承千年，扁鹊已成神话。

东汉有董奉、华佗、张仲景。董奉誉满杏林；华佗用九针开颅剖腹、决疑解难，开中医外科之先河；仲景一部《伤寒杂病论》，不仅奠定了中医辨证论治与辨病施治的基础，而且对针灸的适应症、坏症一一条列。《伤寒论》

398条，其中针刺治疗7条，灸6条，误针9条，误灸、火疗等9条，计31条。说明当时不仅针灸应用广泛，且滥用误用针灸、火疗现象也很普遍。

西晋皇甫谧类集改编《素问》、《灵枢》、《明堂》三部古医经，"使事类相从，删其浮词，除其重复，论其精要"，而编著成《黄帝三部针灸甲乙经》。其中论九针，乃将《灵枢》第七、第七十八两篇合二而一。作为第一部针灸学经典，自隋唐以降，历来被业医者奉为圭臬。

隋末唐初，真人孙思邈集道释儒医于一体，著《备急千金要方》、《千金翼方》。在《千金要方》序中写道："黄帝受命创制九针，与方士岐伯、雷公之伦，备论经脉，旁通问难，详究义理，以为经论，故后世可得依而畅焉。"此说与皇甫谧《帝王世纪》之伏羲创九针有别。伏羲、黄帝皆为上古圣人，不妨两说并存以参照之。

孙真人的九针运用炉火纯青，书中详细记载九针治病且多有发展。

如治小儿疣目方："以针及小刀子决目四面，令似血出。"治痔虫蚀鼻生疮方："烧铜箸头，以醋淬之，数过，取醋傅之"。"凡口中面上息肉转大，以刀决溃去脓血，即愈。"治舌卒肿"以铍刀决两边破之"。

止血：烧铁箆令赤，熨疮数过以绝血也。喉痹，刺手小指爪文中，出三大豆许血。针灸黄疸法："夹人中穴，火针，治马黄黄疸疫通身并黄语音已不转者。""诸疟而脉不见者，刺十指间出血。"治唇黑肿痛痒不可忍方："以竹弓弹之，出其恶血，差。""若以锋针当孔上刺之脓，大好。""凡用锋针者，除疾速也。""火针亦用锋针，以油火烧之，务在猛热，不热即于人有损也。"不一而举。

书中所用针具：毫针、锋针、铍针、大针、小针、刀、刀镰、火针等。火针有燔针、火锋针、烧铁箆、熨、烧铁烙之等多法。其对火针情有独钟，从火针治疗风眩病就可见一斑："夫风眩之病，起于心气不定，胸上蓄实，故有高风面热之所为也。痰热相感而动风，风心相乱则闷瞀，故谓之风眩。大人曰癫，小儿则为痫，其实是一。凡人初发宜急与续命汤也。困急时但度灸穴，便火针针之，无不差者。初得针竟便灸，最良。灸法次列于后。余业之以来，三十余年，所救活者数十百人，无不差矣。后人能晓得此方，幸勿参以余术矣。"

同时也提出针刺火罐禁忌："凡痈疽瘤石痈结筋瘰疬，皆不可就针角，针角者，少有不及祸也。""巨阙太仓上下管此之一行有六穴，忌火针也。"

孙真人重视针灸药物的配合，他认为："若针而不灸、灸而不针，皆非良医也。针灸而药，药不针灸，尤非良医也。但恨下里间知针者鲜耳。所以学者深须解用针，燔针白针皆须妙解。""针灸攻其外、汤药攻其内，则病无所逃矣"，这些警语在今天依然可为指南。

唐王太仆，研究《素问》十二年，次编《补注黄帝内经素问》，为整理保存经典做出了重要贡献。

北宋有闻名世界的三大发明：火药、指南针及活版印刷。印刷术的进步有助于文化技术的传播交流；宋辽金元夏战争频仍，学术争鸣，成就了北三南一的金元四大家。

王惟一在宋天圣4年（1026年）著《铜人腧穴针灸图经》。次年又主持设计铸造针灸铜人。

南宋绍兴乙亥（1155）《灵枢》史松本刊行，使尘封已久的《灵枢经》重见天日，并使之流布至今。

南宋嘉定10—14年（1217—1221），金·张从正著《儒门事亲》问世，子和是攻下派的代表人物，他将针灸归类于汗法。指出热证、燥证（"故凡燥证，皆三阳病也"）不宜用火针艾灸。治疗实证、热证及痒症，尊"诸痛痒疮，皆属于心"之旨，多用刺血疗法，认为"出血之与发汗，名虽异而实同"。针具用毫针、铍针、三棱针等，有时放血之量："计所出血，几至盈斗"，真乃"血实宜决之"理论的实践者。其治两目暴赤，"以草茎鼻中，出血最妙。"治呕血，"次以草茎鼻中，出血半升"。实乃得《灵枢》以草茎刺鼻治哕之薪传并发挥之。

南宋嘉定13年（1220），王执中著《针灸资生经》刊行。是一本不可多得且实用性很强的临床必备书。书中用毫针、白针、冷针，三棱针、细三棱针、火针、燔针，温针以及灸等多种方法，多有验案以佐证。

元延祐二年（1315），汾州西河人杜思敬从宋元医书中辑录相关针灸部分，编辑而成《针经摘英集》。首列"九针式"，图文并举，文字源于《灵枢》，九针图则是现在能看到的针灸书籍中第一张图，反映了当时所用九针的形状。本书收集针方69首，针、灸、手法或单用或配合用。九针中使用了五种针：毫针最普遍，其他依次为：长针4次，燔针3次，三棱针3次，圆利针2次。其中将大针改为燔针，一名焠针。本书刊行于1315年，而刊行于1311年的《针灸四书》中亦有大针为火针之说，可能在当时将大针做火针的理论和临床已得到了比较普遍的认可。

元·齐德之著《外科精义》（1335），书中有使用砭镰、针烙治疗疮肿的记载。

明朝针灸多汇集成书，其中论及九针多尊前说，即针经之文句、杜氏之图，间或稍加改编。代表作如徐凤的《针灸大全》，高武的《针灸聚英》，杨继洲的《针灸大成》等。值得引起高度重视的是陈实功所著的《外科正宗》，成书于明万历45年（公元1617），此书论及多种针具：只言针者70余次，使用针具和针法有：砭、针砭、雷火针、神灯照、火针、针烙、针刀、钩针、小线针、大线针、缝衣大针、铍针、喉针、剪刀、刀割、截割、小针挑破等。针具、针法之多，可为之前群书之最，对九针在外科疾病的治疗方面发挥了无可替代的作用。

《审视瑶函》乃傅仁宇纂辑，成书于清顺治元年（1644），刊行于康熙丁未年（1667），其中卷4、5介绍了眼科外障的手术器械（针、烙、钩、割）5种图式、胬肉割治图、金针（拨内障）式图，为九针治疗眼科疾病积累了宝贵经验。

完稿于清乾隆辛酉（1741）的《目经大成》，为金针拨障术大师黄庭镜所著，卷首有针割钩烙图式，针具器械分别以金、银、钢铁、老竹等材料制成金针、刀、铲、钩、烙、三棱针、夹等，分别用于不同的病症。

清乾隆7年（1742），吴谦等奉旨编著的《医宗金鉴》刊行。其中对九针的每一种针都有一首诗歌，便于记忆。

清光绪13年（1887）刘济川刊刻《外科心法真验指掌》，分为元、亨、利、贞四卷。书中外科刀针图式中介绍了三十七种刀针名称、式样、用法及其适应病症，全部附有刀针器具图。虽以"刀针"概括外科常用锋利器具，但还包括药鼓、吹管、压舌板等咽喉科常见外用器具。这也可能是刘氏在中医外科的基础上接受了西医医疗器械的理念而融合成为九针针具的拓展。

清乾隆22年（1757），张宗良著《喉科指掌》。记载咽喉口齿病症73种，急症多刺患处出血，选穴少商、商阳等指端井穴为主，概依咽喉为肺胃之关义。"凡针必须以银打就"，针具有刀针、喉枪、三棱针、砭刺等。

道光二年（1822），太医院废除针灸科，国运下行，九针入野。民国8年（1929），国民政府提出"废止中医案"，影响了中医九针的地位和发展。

纵观历史，我们会发现曾经辉煌的九针，由于时势的变迁、医学的分科以及医生患者喜药恶针，渐致九针在临床应用的空间渐渐缩小，患者对九针日益淡漠，会用九针的医生也越来越少，噫！斯患者之悲哀，抑或医者之无奈，还是时事之兴衰！

1983年，时任山西省中医研究所（现山西省中医研究院，山西省中医院）副所长，兼针灸经络研究室主任、针灸科主任的师怀堂（1922—2012）先生和他的九针团队，研究、挖掘、整理古典九针，结合自己长期的临床教学经验，发明了新九针针具、创立的新九针疗法，通过了国家鉴定，受到了国内外针灸专家的高度赞誉。1984年创办成立了山西省针灸研究所，并任首任所长、教授、主任医师，为九针的临床、教学、科研和普及奠定了扎实的基础。新九针是在古九针的基础上进行了继承和革新，譬如将古九针的圆针改进为磁圆梅针，是集圆针、梅花针及磁疗于一体的针具；融锋针和钩针为一体，可刺血可钩割，诚为治疗实、热、瘀症以及顽固性疼痛的一支利器；改良火针材料，用耐高温的钨合金替代原来的马衔铁，将单一的毫火针扩展为粗火针、中火针、细火针、平头火针、圆头火针、三头火针、火镵针、火鍉针、火钩针等，扩大了火针应用范围，填补了部分针刺治疗空白。新九针一经问世，便因见效快、疗效好、治疗范围广，使无数疑难杂症的患者恢复了健康。师老和他的弟子们，走遍祖国大地，走出国门，为研究、推广九针，做出了不可磨灭的贡献。

师怀堂先生高足张明亮师弟，九针疗法非遗传承人，健身气功国家级裁判员、国家级社会体育指导员，国家体育总局中国健身气功协会常委、国际健身气功联合会教育培训负责人，山西大学体育学院客座教授，北京黄亭中医药研究院院长。明亮尊师重道、身体力行，深得师老怀堂九针亲炙，借力其对气功导引和佛家禅修、道家养生等传统文化的深入研究与造诣，形神并重、针气合一、调神驭气以扶正祛邪，调身、调气共调心并重，治疗、导引与养生结合，其理其效与不练功者自是不可同日而语。今年五月端午是恩师师怀堂先生一百年诞辰纪念日，功成不忘报师恩，张君明亮特编写《九针从师录》一书，一以纪念报答师恩，二以展示传承九针。书稿待印，请余为序，虽自知学力不逮，但看到九针薪火相传、后继有人，竟不揣谫陋，欣然提笔。古人云：乱世崇武，盛世兴文。值此中华民族伟大复兴之日，惟愿中医九针为人类解除疾病的痛苦做出重要贡献！

山西省非物质文化遗产"九针疗法"代表性传承人　王文德

黄帝纪元4917年壬寅二月十九谨书于太原客舍

师 序

今年6月3日，是祖父师怀堂的百年诞辰。刚才我读完了张明亮先生的手稿，字里行间流露出同门师兄对我祖父的特殊感情，作为他的家属，我备受感动，也倍感荣幸。

1922年，我的祖父师怀堂出生在长子县大堡头镇的一户普通农民家庭。在他身上，始终保持着简朴、勤劳、耿直的个性，他的成长历程和行医生涯，也与这块土地息息相关。

祖父5岁时，他的父亲因病离世，孤儿寡母饱尝艰辛，这段经历与古代的名医张仲景颇为相似。张仲景曾讲过"余宗族素多，向余二百，建安纪年以来，犹未十稔，其死亡者，三分有二，伤寒十居其七。感往昔之沦丧，伤横夭之莫救，乃勤求古训，博采众方……为《伤寒杂病论》，合十六卷，虽未能尽愈诸病，庶可以见病知源，若能寻余所集，思过半矣。"

我们中国人常常讲感应、感召，很多时候志向定了，老师自然就出现了。祖父的第一位老师是他的伯父，这是一位勤恳的侠医。他白天带着祖父四处给人看病，晚上秉烛盘点医案，以实例佐证晦涩的经藏。日复一日，祖父便能不被病人的叫苦声干扰，不被疾病的表象迷惑，他将全部心念锁定于致病点，然后"一招制敌"。

20岁时，已学医10年的祖父开设了长子县第一联合诊疗所。那时候正值上党战役时期，伤员众多、物资又极度匮乏，祖父便用针法行医，效如桴鼓。中医讲"一砭、二针、三灸、四汤药"，其中取材便利、应用最多、见效最快的，便是针砭之法。

新中国成立后，祖父深感学力不足，于是北上求学，师从朱琏先生。朱琏是当时的中医研究院针灸研究所所长，她长期从事针灸研究，曾用巴浦洛夫学说解释针灸治病原理。在那里，祖父接受了西方医学的知识，他成长为"古为今用、洋为中用"的坚定践行者。

之后，祖父响应国家号召，认真落实"把医疗卫生工作的重点放到农村中去"的方针，下乡从事针灸工作。整整十年，祖父在这广阔天地中大显身手，背着药箱专为广大农民看病。俗话说"没有金刚钻，别揽瓷器活"，随着病人越来越多，他眼前最着急的是没有一套趁手的工具，银针太软，三棱针太钝……于是，胸中那股不屈不挠的劲儿又来了。

在祖国伟大的医学宝库里，中药配伍讲究君臣佐使，针具使用也需如此，《黄帝内经》亦云：凡刺之要，官针最妙。九针之宜，各有所为；长短大小，各有所施也。不得其用，病弗能移。九为天地大数，便将针具归纳为"九针"。可惜自唐、宋之后，医家偏重于汤药，针具呈现断崖式发展。及至明朝，皇帝痴迷丹药，怕太医用针具行刺，便将针法完全抛弃。上行下效，百姓对针法的热情也逐渐退去。清代衢州名医雷少逸曾整理过一本据说是蜀僧编写的医书，名为《灸法秘传》，其中提到："古圣用九针，失传久矣。今人偶用者，不但不谙针法，亦且不熟《明堂》……"时至今日，针具及针法的研究在中医界也是清奇冷门。

祖父仅凭着《灵枢》记载的寥寥数语，便开始了他艰苦卓绝的"造针"之路。从古籍中的断管残沈，到博物馆的吉光片羽，取法于黍粟的鍉针、取法于氂的圆利针、以取大脓的铍针……被一一"复活"，他常感叹道："千年松，万年柏，不如老槐歇一歇"。

祖父并未停留于"为往圣继绝学"的层面，他赓续前行，着手改良九针。锋针，刃三隅，原本用于浅刺出血，治疗热病、痈肿等疾患，祖父在针尖加了勾，演变为锋勾针，此针用于松筋活络、"拨乱反正"，可以解开粘连的筋膜，从此肩周炎、腰椎间盘突出等病患者也摆脱了疼痛困扰。又比如，师怀堂磁圆梅针是根据《内经》所记载的古代圆针和近代梅花针基础上改进发展而来的。有一天祖父看到锤子而灵感大发，将梅花针与圆针放在锤头两端，手握小锤儿，哪里不舒服敲一敲，皮肤和筋肉的问题便可解决了。

后来又参照中国古代有关磁石治病的记载和现代磁疗原理，发明创造的新型针具将三种疗法合一，使静磁变为动磁，不但可用于治疗，还可用于保健预防，并于1987年获得国家专利。

转眼过去三十余载，祖父的药箱越来越小，最后变成一个薄薄的小包，一些棉球、一盏便携酒精灯、新九针包，便是他全部的家当。家伙什儿少了，能治的病却多了。此时，他的针法愈加纯熟，新九针针具及新九针疗法也通过国家权威机构认定，受到高度赞誉。原国家领导人华国锋亲笔题词勉励他"弘扬祖国医学，为人民健康服务"。原卫生部副部长、国家中医药管理局局长胡熙明感慨之余，也欣然题词："九针新制除瘤疾，古树新芽堪独秀"。原南京中医药大学教授邱茂良先生高度赞扬新九针的历史意义和临床价值，亲笔题诗赞誉："九针重新制，技艺亦何深，精通岐黄旨，推陈才出新。法从多中取，效从法中生。医林称创举，嘉惠后来人。"同时，新九针的研究与推广得到了鲁之俊、王雪苔、肖少卿、许式谦、邵经明、藏郁文、郑卓人等针灸界泰斗的关心与支持。

取得了如此成就后，祖父又想起当年跟着恩师学习的日子。当时全国仅有三所针灸研究所，分别是中国中医科学院针灸研究所、上海针灸经络研究所、南京浮针医学研究所。我们山西自古就是中医名家辈出之地，艾灸之圣鲍姑、脉圣王叔和、妇科圣手傅山……在针法领域，我们山西也要建一所针灸研究所。祖父骑着他那辆二八自行车四处奔走、筹措资金，终于在1984年成立了山西省针灸研究所，祖父也已变成白发苍苍的花甲之人。

祖父的心中从未有退休的概念，卸掉了一些公务，正好腾出精力培育人才，传承技艺。他几乎每年都要到全国各地开展新九针的诊疗和培训，多次赴美国、澳大利亚、新加坡、韩国等地传授新九针理论和技艺，为全国各地培养了大量的针灸人才，也为祖国医学走向世界作出了杰出贡献。张明亮师兄便是在这个阶段跟随祖父学习的，他对待学业刻苦执着，是祖父的得意门生。后来明亮师兄应国家有关部门的邀请与委派，遂将精力从治病转向治未病，建树颇丰，我们深感敬佩。

时至今日，由于医学观察手段的更迭，针灸的疗效已被普遍验证。这是一种非常独特的治疗手段，与通过肠胃吸收、血液循环的药物截然不同，它直接作用于经络腧穴，故而针到病除。早在唐朝，针科与医科并驱并驰，在目前来看，针科作为一个独立体系的医学学科确实走得慢了些，不过我们也不能抚髀兴嗟，还是要六根清净、本分行医。

　　写到此处，我想再次感谢明亮师兄的辛勤付出，将这些宝贵的经验付梓发行。我们新九针弟子漂泊济世，在师老百年诞辰之际，如同候鸟一样回到山西。这本书不仅是一次对针灸历史的温故知新，也让我们回忆起旧日学医朝夕相处的时光。新九针弟子如今同心同德，高义薄云。我想祖父泉下有知，也会甚感欣慰。

师中强

壬寅二月于并九针堂

自序

2019年12月31日到2020年1月1日，第三届全国九针疗法临床经验交流会暨九针疗法传承人联谊会在太原隆重召开。来自全国各地近500名中医及九针疗法临床工作者、研究者与爱好者欢聚一堂，大会宣布了九针疗法被列为山西省非物质文化遗产项目这一振奋人心的好消息，并同时遴选出一批德才兼备的九针疗法传承人。我有幸被大会授予"九针疗法传承人"，还应大会主要发起人王文德教授、师中强医师的邀请，为与会者做了题为"九针从师录"的主题演讲。这就是本书的殊胜缘起，同时也把我的思绪带回到了27年前。记得那是1995年8月10日，我带着原山西省卫生厅厅长、山西省气功科学研究会理事长续恩岚给我写的亲笔推荐信，叩开了著名针灸专家、新九针疗法创立人、新九针针具发明人、山西省针灸研究所创办人及首任所长师怀堂教授家的门，从此也走进了恩师师怀堂及中医九针疗法的世界……

九针疗法，是古人对针刺疗法的一种总称、代称，是指运用各种针具、刺法进行治病的方法，也是《黄帝内经》中所列的中医五大疗法之一。所谓五大疗法即砭石疗法、毒药（药物）疗法、灸熨（艾灸）疗法、导引按蹻疗法及九针疗法。仅据《黄帝内经》所载，古代针具就有镵针、圆针、鍉针、锋针、铍针、圆利针、毫针、长针、大针等，而刺法更有九针应九变刺法（输刺、远道刺、经刺、络刺、分刺、大泻刺、毛刺、巨刺、焠刺）、九针应十二经刺法（偶刺、报刺、恢刺、齐刺、扬刺、直针刺、输刺、短刺、浮刺、阴刺、傍针刺、赞刺）、九针应五脏刺法（半刺、豹文刺、关刺、合谷刺、输刺）等多种刺法。但是，随着历史发展等种种原因，后世医家在临床治疗中越来越偏重于药物而轻视了针刺疗法的运用。久而久之，致使很多针具、刺法逐渐散佚，甚至失传，导致后来在临床治疗中几乎仅仅剩下"毫针"一种针刺方法了。

师怀堂教授，出生于中医世家，自幼学医，并立志发扬针灸技术。他在学习《黄帝内经》等古代九针的基础上，广泛搜集、挖掘流传于民间的各种针刺疗法，并经过多年的临床实践与验证，终于创立了新九针疗法、发明了新九针针具，并获得了国家有关部门的认可与奖励。新九针疗法的问世，打破了针灸治疗中使用单一毫针或单一针具的局限性，极大程度地扩展了传统针灸的治疗范围，填补了针灸治疗的多项空白（如：磁圆梅针治疗下肢静脉曲张，火针治疗瘰疬、腋臭等），拓展了针灸外科（如：火铍针、火鍉针治疗肛瘘、脓肿、痈疡、粉瘤等），开创了针灸美容（如：火铍针治疗痣、疣、瘊、老年斑等）等许多新的治疗领域。截至目前为止，经临床实践证明，中医新九针疗法对于内、外、妇、儿、皮等各科多达160余种疾病具有显著的疗效。中医新九针疗法不仅可以用于临床治病，而且还可以用于平时的养生保健。师老毕生致力于九针疗法的发扬光大，可谓厥功甚伟！

我写本书的目的，一方面是介绍师怀堂教授对于中医九针疗法的传承与创新，以及在临床治疗方面的基本运用与巨大贡献；另一方面，通过学习九针疗法的传承、创新以及临床运用，使我们更清晰地感受到师怀堂教授在其中的无数艰辛与点滴智慧。正如师老经常给我们讲的"吃水不忘挖井人"，2022年正值师老诞辰100周年暨逝世10周年之际，感念悠长，于是怀着一颗感恩的心，特别编写了这本书，以此作为给师老的献礼，也聊表我们对师老的怀念之情！

我自幼即从师学医、练功，17岁开始行医治病，尤其是在1995到2000年之间，曾独立开诊并以此为业。后来由于某些特殊原因，我受国家体育总局及有关部门的邀请和委派，将大部分精力投入到了健身气功、中医导引等全民健身及"治未病"的"大健康"事业之中。曾主持、参与了《健身气功·六字诀》、《健身气功·易筋经》、《健身气功·十二段锦》以及专为北京冬奥会中医药文化展示区编创的《中医导引五禽戏》等，也曾赴全国各省区以及世界五大洲数十个国家和地区进行推广和培训。如此算来，时至今日，我已经离开临床第一线20多年了。

为了不让本书错漏太多，自己的水平又十分有限，所以在本书初稿完成之后，我便及时向王文德教授和师中强医师进行了汇报，并请二位老师为我把关。王文德教授，医德高尚、医技精湛，近年来为九针疗法的宣传、普及、推广做出了巨大贡献，系山西省非物质文化遗产"九针疗法"代表性传承人。师中强医师，家学渊源、德艺双馨，是《中医临床新九针疗法》创始人师怀堂教授的嫡孙及嫡传，也是我随师老学习九针时的"同学"、"玩伴"和"师兄弟"。更要感谢两位老师拨冗赐序，不仅为九针疗法正本清源、传承创新，同时也为本书的出版增了光、添了彩！

本书能够如期、顺利的出版，要感谢北京文峰天下图书有限公司夏丹丹女士及黄樵伊先生的鼎力支持；感谢学生冯尚华、代金刚、张世炜、田文彬在本书编写过程中付出的辛勤劳动！为了能使本书赶在师老"百年诞辰"之际出版，故而仓促成书，其中难免有错漏之处，敬希各位同仁及读者批评指正并海涵！

九针门下　张明亮

壬寅槐序于古并州

目 录

第一章
九针疗法沉浮录

一、九针释名

（一）什么是九针及九针疗法

九针，是古代九种针具的总称（图1-1）。按照《黄帝内经》所载，九种针具分别为：

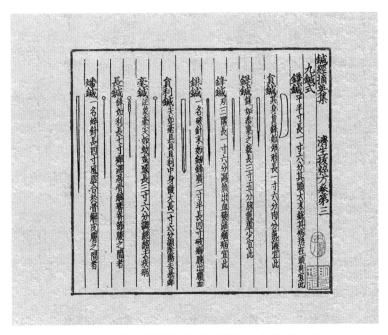

图1-1　元·杜思敬《针灸摘英集·九针式》图

（1）镵针（音chán）针，亦名箭头针；

（2）员针，亦名圆头针；

（3）鍉（音dī）针；

（4）锋针；

（5）铍（音pī）针；

（6）员利针；

（7）毫针（是现在临床中最为常见的针具）；

（8）长针；

（9）大针（即火针）。

师传简便易记口诀为：镵圆鍉锋铍，圆利毫长大。

九针，也是对各种针刺手法的总称。其中，《黄帝内经》中即载有以下多种刺法：

1. 九针应九变刺法　即腧刺、远道刺、经刺、络刺、分刺、大泻刺、毛刺、巨刺、焠刺。具体方法详见后述。

2. 九针应十二经刺法　即偶刺、报刺、恢刺、齐刺、扬刺、直针刺、输刺、短刺、浮刺、阴刺、傍针刺、赞刺。具体方法详见后述。

3. 九针应五脏刺法　即半刺、豹文刺、关刺、合谷刺、输刺。具体方法详见后述。

九，是自然数中最大的数字，所以在中国传统文化中，九不仅有数字9的意思，而在更多时候是表示很多的意思。所以九针，应该是对中医学中所有针具、针法的一种总称，学者不可过于拘泥执着。

综上所述，所谓九针疗法，就是指各种针具、刺法等在临床治疗之中综合运用的一种统称，甚至可以说是针刺疗法的一种古称或代称。九针疗法是中医五大疗法之一，是中医用以治疗疾病的重要手段与方法。所谓五大疗法，就是指《黄帝内经》中所记载的发源于东方的砭石疗法、发源于西方的药物疗法、发源于北方的艾灸疗法、发源于南方的九针疗法，以及发源于中央的导引按蹻疗法。

九针疗法，是我国古代劳动人民在医学方面的智慧结晶与伟大成就，远在2000多年前的《黄帝内经》中就有极为详细的记载，并明确指出各种针具、刺法均有独特的治疗范围，所以临床中应该合理配伍、灵活运用，才能取得最好的治疗效果。但是，随着历史发展的种种原因，后世医家在临床中越来越偏重于医药的运用，而轻视了对针灸的应用，久而久之，致使很多针具、刺法逐渐散佚，甚至失传，导致目前在临床治疗中常见的就只剩下"毫针"一种针具了。

中医新九针疗法的发明与运用，使得"九针"这颗中医学中久已蒙尘的璀璨明珠再次焕发出绚丽夺目的光彩！

（二）什么是中医新九针疗法

中医新九针疗法，又称为中医临床新九针疗法、中国怀堂新九针疗法、师氏新九针疗法等。它是当代针灸泰斗、中医九针疗法中兴之师、中医新九针疗法创始人、原山西省针灸研究所创办人及首任所长师怀堂教授在挖掘整理，继承提高《黄帝内经》及历代中医针灸文献中所载"古九针"的基础上，紧密结合数十年的临床运用与研究，以及现代医学和科学技术等，积极创新与发明的九针针具及相关理论与技术，逐渐完善而成的一门独特的针灸医学与疗法。中医新九针疗法是与古代九针疗法相对而言的，它既包括对古代九针疗法的挖掘、整理与继承，也包含有对古代九针疗法的发展、创新与开拓。

中医新九针针具包括（图1-2）：

1. 师氏镵针

2. 师氏磁圆梅针

3. 师氏鍉针

4. 师氏锋勾针

5. 师氏铍针

6. 师氏圆利针

7. 师氏火针（包括单头火针、三头火针以及火铍针、火鍉针等）

8. 师氏梅花针

9. 师氏三棱针

　　此外，还有毫针（包括长针）以及师氏微型陶瓷酒精灯、师氏针包等。师氏新九针中的每种针具皆有其独特的针刺方法及相应的治疗范围，请详见后述。

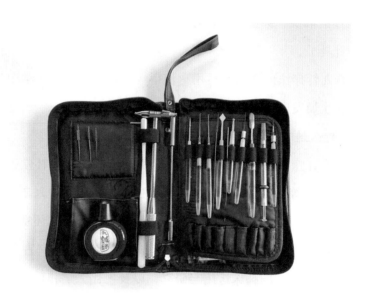

图1-2　新九针针包及部分针具

　　新九针疗法的问世，打破了针灸治疗中使用单一毫针或单一针具的局限性，极大程度地扩展了传统针灸的治疗范围，填补了针灸治疗的多项空白（如：磁圆梅针治疗下肢静脉曲张，火针治疗瘰疬、腋臭等），拓展了针灸外科（如：火铍针、火锒针治疗肛瘘，脓肿，痈疡，粉瘤等），开创了针灸美容（如：火铍针治疗痣、疣、瘊、老年斑等）等许多新的治疗领域。

　　截至目前为止，经临床实践证明，中医新九针疗法对于内、外、妇、儿、皮等各科多达160余种疾病具有显著的疗效。中医新九针疗法不仅可以用于临床治病，而且还可以用于平时的养生保健。

　　1995年秋，在原山西省卫生厅续恩岚厅长的举荐下，我正式投师于师怀堂教授门下，系统学习中医、针灸及新九针疗法。本书就是想把从师17年来的所见所闻及些许心得整理出来，供广大同道及爱好者参阅。

二、九针溯源

由于历史久远，又缺乏确凿的证据，所以关于九针的起源与发明，历来众说纷纭。概而言之，主要有以下几种观点。

（一）伏羲制九针

在中医学界广泛流传着"伏羲制九针、神农尝百草"的传说，认为九针是由伏羲创造发明的。如晋代著名史学家、医学家皇甫谧在其所著的《帝王世纪》一书中有这样一段记载（图1-3）：

伏羲氏，仰观象于天，俯观法于地，观鸟兽之文与地之宜，近取诸身，远取诸物，于是造书契以代结绳之政，画八卦以通神明之德，以类万物之情，所以六气六府、五藏五行、阴阳四时、水火升降得以有象，百病之理得以有类，乃尝味百药而制九针，以极夭枉焉。

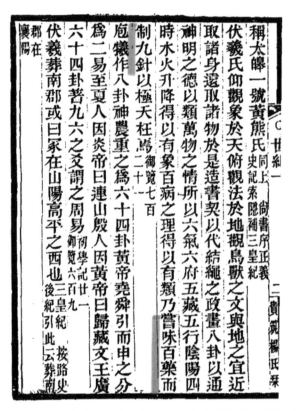

图1-3　晋·皇甫谧《帝王世纪》说：伏羲"尝味百药而制九针"

　　皇甫谧（公元215—282年），幼名静，字士安，自号玄晏先生。安定郡朝那县（今甘肃省灵台县）人，后徙居新安（今河南新安县）。著有《针灸甲乙经》、《帝王世纪》、《高士传》、《逸士传》、《列女传》、《玄晏先生集》等书。其中《针灸甲乙经》一书，是我国历史上第一部针灸学专著，在医学史及针灸学史上均具有崇高的学术地位，皇甫谧也因此被后人誉为"针灸鼻祖"。

　　此外，南宋文学家罗泌（公元1131—1189年）所著的《路史卷十·太昊纪上》亦有关于伏羲"尝草、治砭，以制民疾"的记载。这里的"砭"就是指砭石、砭针。《说文解字》说"砭，以石刺病也"，意思是说用锋利尖锐的石头来治疗疾病，多用于切割脓疱或浅刺身体的某些部位，从而达到治病的目的。砭石、砭针属于一种原始的医疗工具，砭石疗法也是《黄帝内经》中所讲的五大疗法之一，并一直流传至今。同时，砭石、砭针对于针具及针刺疗法的发展也起到了积极的推动作用。

（二）黄帝制九针

　　《黄帝内经》是目前发现关于"九针"记载最早的经典与文献，书中对于九针的来源、形状、功用、主治、辨证等均有论述，并涉及很多个篇章，如《素问·异法方宜论第十二》、《素问·针解第五十四》、《灵枢·九针十二原第一》、《灵枢·官针第七》、《灵枢·行针第六十七》、《灵枢·九针论第七十八》等。此外，我国唐代著名的医药学家、被后世誉为"药王"的孙思邈（约公元581—682年）在其所著《备急千金要方》序中也有"黄帝受命，创制九针"的记载与论述。黄帝创制九针之说或源于此。

　　从历史发展的角度而言，九针的发明与创造，应该是经历了一个漫长时期及历代先人智慧的结晶，并伴随着古代科技及针具的不断演进而逐渐形成并完善的。原始的针具有砭针、骨针、草木针、陶针等，后来随着冶金技术的不断发展而出现了铜针、铁针、钢针、金针、银针，以及至今仍在临床使用的不锈钢针。

　　1968年，河北满城发掘的西汉中山靖王刘胜的墓中曾出土了4枚完整的金针和五枚残损的银针，现藏于河北省博物院（图1-4）。其中金针通长6.6～6.9cm不等，针细长，其上端为柄，截面为方形或长方形，柄上有小孔，下部为针身，截面为圆形，针尖尖锐，针柄长度约为针身的1～3倍，据考证似与古九针中的毫针、鍉针相类。

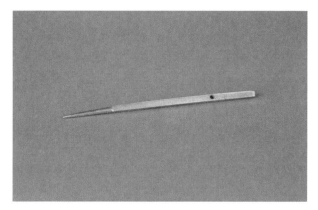

图1-4　西汉金医针-河北省博物馆

1976年在壮族聚居地区广西贵港市罗泊湾一号汉墓曾出土了3枚绞索状银针（图1-5），并被确认为医疗用针，是迄今为止我国发现的年代最早的绞索状针柄金属制针具。这种针柄对后世针具的针柄造型有深远的影响，甚至一直沿用至今，在我国针具史上有重要的意义。

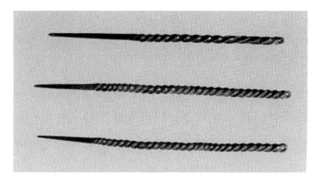

图1-5　广西罗泊湾-绞索状针柄银针

1985年，广西武鸣马头乡曾出土了二枚西周时期的青铜针，经专家考证为迄今为止国内发现年代最早的金属针灸针具，这似乎也成为了《黄帝内经》九针从南方来的历史记载的旁证。

三、九针文献

（一）《黄帝内经》关于九针的记载

1. 九针起源于南方

《素问·异法方宜论第十二》：……南方者，天地所长养，阳之所盛处也。其地下，水土弱，雾露之所聚也。其民嗜酸而食腐，故其民皆致理而赤色，其病挛痹，其治宜微针。故九针者，亦从南方来。

2. 解释九针用针之理

《素问·针解论第五十四》：黄帝问曰：愿闻九针之解，虚实之道……虚实之要，九针最妙者，为其各有所宜也……九针之名，各不同形者，针穷其所当补泻也。……

帝曰：余闻九针，上应天地四时阴阳，愿闻其方，令可传于后世以为常也。岐伯曰：夫一天、二地、三人、四时、五音、六律、七星、八风、九野，身形亦应之，针各有所宜，故曰九针。人皮应天，人肉应地，人脉应人，人筋应时，人声应音，人阴阳合气应律，人齿面目应星，人出入气应风，人九窍三百六十五络应野。故一针皮，二针肉，三针脉，四针筋，五针骨，六针调阴阳，七针益精，八针除风，九针通九窍，除三百六十五节气，此之谓各有所主也……

3. 九针之名及其功用

《灵枢·九针十二原第一》：……九针之名，各不同形：一曰镵针，长一寸六分；二曰员针，长一寸六分；三曰鍉针，长三寸半；四曰锋针，长一寸六分；五曰铍针，长四寸，广二分半；六曰员利针，长一寸六分；七曰毫针，长三寸六分；八曰长针，长七寸；九曰大针，长四寸。

镵针者，头大末锐，去泻阳气；

员针者，针如卵形，揩摩分间，不得伤肌肉，以泻分气；

鍉针者，锋如黍粟之锐，主按脉，勿陷以致其气；

锋针者，刃三隅，以发痼疾；

铍针者，末如剑锋，以取大脓；

员利针者，大如牦，且员且锐，中身微大，以取暴气；

毫针者，尖如蚊虻喙，静以徐往，微以久留之而养，以取痛痹；

长针者，锋利身薄，可以取远痹；

大针者，尖如梃，其锋微员，以泻机关之水也。

九针毕矣。

4. 九针辨证用针之法

《灵枢·官针第七》：凡刺之要，官针最妙。九针之宜，各有所为，长短大小，各有所施也。不得其用，病弗能移。疾浅针深，内伤良肉，皮肤为痈；病深针浅，病气不泻，支为大脓。病小针大，气泻太甚，疾必为害；病大针小，气不泄泻，亦复为败。失针之宜，大者泻，小者不移。已言其过，请言其所施。

病在皮肤无常处者，取以镵针于病所，肤白勿取。

病在分肉间，取以员针于病所；

病在经络痼痹者，取以锋针；

病在脉，气少，当补之者，取以鍉针于井荥分输；

病为大脓者，取以铍针；

病痹气暴发者，取以员利针；

病痹气痛而不去者，取以毫针；

病在中者，取以长针；

病水肿不能通关节者，取以大针；

病在五脏固居者，取以锋针，泻于井荥分输，取以四时。

5. 九针应九变刺法

《灵枢·官针第七》：凡刺有九，以应九变。

一曰输刺，输刺者，刺诸经荥输、脏俞也。

二曰远道刺，远道刺者，病在上，取之下，刺腑俞也。

三曰经刺，经刺者，刺大经之结络经分也。

四曰络刺，络刺者，刺小络之血脉也。

五曰分刺，分刺者，刺分肉之间也。

六曰大泻刺，大泻刺者，刺大脓以铍针也。

七曰毛刺，毛刺者，刺浮痹皮肤也。

八曰巨刺，巨刺者，左取右，右取左。

九曰焠刺，焠刺者，刺燔针则取痹也。

6. 九针应十二经刺法

《灵枢·官针第七》：凡刺有十二节，以应十二经。

一曰偶刺，偶刺者，以手直心若背，直痛所，一刺前，一刺后，以治心痹。刺此者，傍针之也。

二曰报刺，报刺者，刺痛无常处也。上下行者，直内无拔针，以左手随病所按之，乃出针，复刺之也。

三曰恢刺，恢刺者，直刺傍之，举之前后，恢筋急，以治筋痹也。

四曰齐刺，齐刺者，直入一，傍入二，以治寒气小深者；或曰三刺，三刺者，治痹气小深者也。

五曰扬刺，扬刺者，正内一，傍内四，而浮之，以治寒气之博大者也。

六曰直针刺，直针刺者，引皮乃刺之，以治寒气之浅者也。

七曰输刺，输刺者，直入直出，稀发针而深之，以治气盛而热者也。

八曰短刺，短刺者，刺骨痹，稍摇而深之，致针骨所，以上下摩骨也。

九曰浮刺，浮刺者，傍入而浮之，以治肌急而寒者也。

十曰阴刺，阴刺者，左右率刺之，以治寒厥；中寒厥，足踝后少阴也。

十一曰傍针刺，傍针刺者，直刺傍刺各一，以治留痹久居者也。

十二曰赞刺，赞刺者，直入直出，数发针而浅之出血，是谓治痈肿也。

7. 九针应五脏刺法

《灵枢·官针第七》：凡刺有五，以应五脏。

一曰半刺，半刺者，浅内而疾发针，无针伤肉，如拔毛状，以取皮气，此肺之应也。

二曰豹文刺，豹文刺者，左右前后针之，中脉为故，以取经络之血者，此心之应也。

三曰关刺，关刺者，直刺左右尽筋上，以取筋痹，慎无出血，此肝之应也；或曰渊刺；一曰岂刺。

四曰合谷刺，合谷刺者，左右鸡足，针于分肉之间，以取肌痹，此脾之应也。

五曰输刺，输刺者，直入直出，深内之至骨，以取骨痹，此肾之应也。

8. 关于九针的专论

《灵枢·九针论第七十八》：黄帝曰：余闻九针于夫子，众多博大矣，余犹不能寤，敢问九针焉生，何因而有名？岐伯曰：九针者，天地之大数也，始于一而终于九。故曰：一以法天，二以法地，三以法人，四以法时，五以法音，六以法律，七以法星，八以法风，九以法野。

黄帝曰：以针应九之数，奈何？岐伯曰：夫圣人之起天地之数也，一而九之，故以立九野。九而九之，九九八十一，以起黄钟数焉，以针应数也。

一者，天也。天者，阳也。五藏之应天者肺。肺者，五藏六府之盖也。皮者，肺之合也，人之阳也。故为之治针，必以大其头而锐其末，令无得深入而阳气出。

二者，地也。地者，土也，人之所以应土者，肉也。故为之治针，必筩其身而员其末，令无得伤肉分，伤则气得竭。

三者，人也。人之所以成生者，血脉也。故为之治针，必大其身而员其末，令可以按脉勿陷，以致其气，令邪气独出。

四者，时也。时者，四时八风之客于经络之中，为瘤病者也。故为之治针，必筩其身而锋其末，令可以泻热出血，而瘤病竭。

五者，音也。音者，冬夏之分，分于子午，阴与阳别，寒与热争，两气相搏，合为痈脓者也。故为之治针，必令其末如剑锋，可以取大脓。

六者，律也。律者，调阴阳四时而合十二经脉，虚邪客于经络而为暴痹者也。故为之治针，必令尖如氂，且员其锐，中身微大，以取暴气。

七者，星也。星者，人之七窍。邪之所客于经，舍于络，而为痛痹者也。故为之治针，令尖如蚊虻喙，静以徐往，微以久留，正气因之，真邪俱往，出针而养者也。

八者，风也。风者，人之股肱八节也。八正之虚风，八风伤人，内舍于骨解腰脊节腠理之间，为深痹也。故为之治针，必长其身，锋其末，可以取深邪远痹。

九者，野也。野者，人之节解皮肤之间也。淫邪流溢于身，如风水之状，而溜不能过于机关大节者也。故为之治针，令尖如梃，其锋微员，以取大气之不能过于关节者也。

黄帝曰：针之长短有数乎？

岐伯曰：一曰镵针者，取法于巾针，去末半寸，卒锐之，长一寸六分，主热在头身也。

二曰员针，取法于絮针，筩其身而卵其锋，长一寸六分，主治分间气。

三曰鍉针，取法于黍粟之锐，长三寸半，主按脉取气，令邪出。

四曰锋针，取法于絮针，筩其身，锋其末，长一寸六分，主痈热出血。

五曰铍针，取法于剑锋，广二分半，长四寸，主大痈脓，两热争者也。

六曰员利针，取法于氂针，微大其末，反小其身，令可深内也，长一寸六分。主取痛痹者也。

七曰毫针，取法于毫毛，长一寸六分，主寒热痛痹在络者也。

八曰长针，取法于綦针，长七寸，主取深邪远痹者也。

九曰大针，取法于锋针，其锋微员，长四寸，主取大气不出关节者也。

针形毕矣，此九针大小长短法也。

为了方便对《黄帝内经》中所载的九针有一个概括性了解，兹列如表1-1。

表1-1 《黄帝内经》九针一览表

应数	针名	针形	针长	所应	所针	功用主治	备注
1	镵针	①头大末锐 ②取法巾针，去末半寸，卒锐之	1.6寸	天	皮	①去泻阳气 ②主热在头身	
2	员针	①针如卵形 ②取法于絮针，箭其身而卵其锋	1.6寸	地	肉	①以泻分气 ②主治分间气	
3	鍉针	①锋如黍粟之锐 ②取法于黍粟之锐	3.5寸	人	脉	①主按脉勿陷，以致其气 ②主按脉取气，令邪出	
4	锋针	①刃三隅 ②取法于絮针，箭其身，锋其末	1.6寸	四时	筋	①以发痼疾 ②主痈热出血	
5	铍针	①末如剑锋 ②取法于剑锋	长4寸，广0.25寸	五音	骨	①以取大脓 ②主大痈脓	
6	员利针	①尖如氂，且员且锐，中身微大 ②取法于氂针，微大其末，反小其身，令可深内也	1.6寸	六律	调阴阳	①以取暴气 ②主取痈痹者也	
7	毫针	①尖如蚊虻喙 ②取法于毫毛	①3.6寸 ②1.6寸	七星	益精	①以取痛痹 ②主寒热痛痹在络者也	
8	长针	①锋利身薄 ②取法于綦针	7寸	八风	除风	①可以取远痹 ②主取深邪远痹也	
9	大针	①尖如梃，其锋微员 ②取法于锋针，其锋微员	4寸	九野	通九窍除三百六十五节气	①以泻机关之水也 ②主取大气不出关节者也	

注：表中标记为①的内容取自《灵枢·九针十二原第一》，标记为②的内容取自《灵枢·九针论第七十八》。

（二）晋·皇甫谧《针灸甲乙经》关于九针的记载

《针灸甲乙经》是我国现存最早的一部针灸学专著，也是收集和整理古代针灸资料最早最多的一部重要文献，在针灸及中医学史上起到了承前启后的巨大作用。《针灸甲乙经》为西晋皇甫谧（公元215—282年）编撰，约成书于西晋太康三年（公元282年），距今已经有1700多年的历史了（图1-6）。

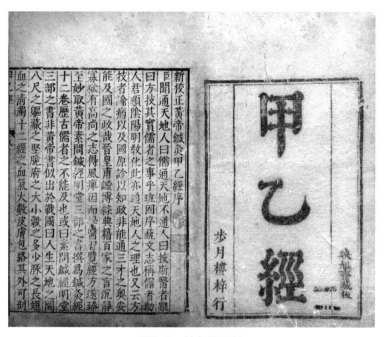

图1-6 针灸甲乙经

《针灸甲乙经》，全称为《黄帝三部针灸甲乙经》。因其主要内容取材于《黄帝内经·素问》、《黄帝内经·灵枢》、《明堂孔穴针灸治要》（即《黄帝明堂经》）三书，故名《黄帝三部》。而为何以"甲乙"命名，原书并未言明，根据皇甫谧自序中所言，《素问》、《灵枢》、《明堂孔穴针灸治要》"三部同归，文多重复，错互非一……乃撰集三部，使事类相从，删其浮辞，除其重复，论其精要，至为十二卷"，由此观之，"甲乙"二字似乎有厘定、分类之意。

《针灸甲乙经》现传本共分为12卷128篇，其中1～6卷主要讲述中医藏象、经络、腧穴、针具、针法等基础理论与针灸技术，7～12卷则主要讲述临床诊断与治疗，包括对各类病证的病因、病机、症候、诊断、取穴、治法以及预后等。本书最大的特点是采用头身分部、四肢分经的分类方法，厘定了全身腧穴，并详述了各部穴位的适应症、禁忌症，以及针刺方法与深度、艾灸方法与壮数等。特别是对九针的来源、形状、刺法以及主治疾病等做了详尽的论述，兹摘录如下：

《针灸甲乙经·卷五·九针九变十二节五刺五邪第二》：黄帝问曰：九针安生？

岐伯对曰：九针者天地之数也。天地之数，始于一，终于九。故一以法天，二以法地，三以法人，四以法四时，五以法五音，六以法六律，七以法七星，八以法八风，九以法九野。

曰：以针应九之数奈何？

曰：一者天，天者阳也。五脏之应天者，肺也。肺者，五脏六腑之盖也。皮者，肺之合也，人之阳也。故为之治镵针。

镵针者，取法于布（一作巾）针，去末半寸，卒锐之，长一寸六分，大其头而锐其末，令无得深入，而阳气出，主热在头身，故曰病在皮肤无常处者，取之镵针于病所。肤白勿取。

二者地，地者土也。人之所以应土者，肉也。故为之治员针。

员针者，取法于絮针，筩其身而员其末，其锋如卵，长一寸六分，以泻分肉之气，令不伤肌肉，则邪气得竭。故曰病在分肉间，取以员针。

三者人也，人之所以成生者，血脉也。故为之治鍉针。

鍉针者，取法于黍粟，大其身而员其末，如黍粟之锐，长三寸五分，令可以按脉勿陷以致其气，使邪气独出。故曰病在脉，少气，当补之以鍉针。针于井荥分俞。

四者时也。时者，人于四时八正之风，客于经络之中，为瘤病者也。故为之治锋针。

锋针者，取法于絮针，筒其身而锋其末，其刃三隅，长一寸六分，令可以泻热出血，发泄痼病。故曰，病在五脏固居者，取以锋针，泻于井荥分俞，取以四时也。

五者音也。音者，冬夏之分，分于子午，阴与阳别，寒与热争，两气相搏，合为痈肿者，故为之治铍针。

铍针者，取法于剑，令末如剑锋，广二分半，长四寸，可以取大脓出血，故曰，病为大脓血，取以铍针。

六者律也。律者，调阴阳四时合十二经脉，虚邪客于经络而为暴痹者也，故为之治员利针。员利针者，取法于氂，针且员且锐，身中微大，长一寸六分，以取痈肿暴痹，一曰尖如氂，微大其末，反小其身，令可深内也。故曰痹气暴发者，取以员利针。

七者星也。星者，人之七窍。邪之所客于经，舍于络，而为痛痹者也，故为之治毫针。

毫针者，取法于毫毛，长一寸六分，令尖如蚊虻喙，静以徐往，微以久留，正气因之，真邪俱往，出针而养。主以治痛痹在络也。故曰，病痹气痛而不去者，取之毫针。

八者风也。风者，人之股肱八节也。八正之虚风伤人，内舍于骨解腰脊节腠之间为深痹者也，故为之治长针。

长针者，取法于綦针，长七寸，其身薄而锋其末，令可以取深邪远痹。故曰，病在中者，取以长针。

九者野也，野者，人之骨解，虚风伤人，内舍于骨解皮肤之间也，淫邪流溢于身，如风水之状，不能过于机关大节者也，故为之治大针。

大针者，取法于锋针（一作鍉针），其锋微员，长四寸，以泻机关内外大气之不能过关节者也。故曰，病水肿不能过关节者，取以大针。

凡刺之要，官针最妙。九针之宜，各有所为。长短大小，各有所施。不得其用，病不能移。疾浅针深，内伤良肉，皮肤为痈；疾深针浅，病气不泻，反为大脓。病小针大，气泻太甚，病必为害；病大针小，气不泻泄，亦复为败。失针之宜，大者大泻，小者不移。已言其过，请言其所施。

……

曰：刺有五邪，何谓五邪？曰：病有持痈者，有大者，有小者，有热者，有寒者，是为五邪。

凡刺痈邪（用铍针）无迎陇，易俗移性。不得脓，越道更行，去其乡，不安处所乃散亡（诸阴阳遇痈所者，取之其俞泻也）。

凡刺大邪（用锋针）日以小，泄夺（其）有余（乃益虚），摽其道，针其邪，（于）肌肉视之，毋有反其真（刺诸阳分肉之间）。

凡刺小邪（用员针）日以大，补（益）其不足乃无害。视其所在，迎之界，远近尽至，不得外侵而行之，乃自费（刺分肉间）。

凡刺热邪（用镵针）越而沧，出游不归，乃无病。为开道乎辟门户，使邪得出，病乃已。

凡刺寒邪（用毫针）日以温，徐往疾去，致其神，门户已闭气不分，虚实得调，真气存。

（三）唐·孙思邈《备急千金要方》关于九针的记载

《备急千金要方》，简称为《千金要方》（图1-7），为唐代著名医药学家孙思邈所著，是我国第一部百科全书式的医学典籍，全书共30卷，分为：序例（即总论），妇人方（上、中、下），少小婴孺方（上、下），七窍病（上、下），风毒脚气，诸风，伤寒（上、下），肝脏，胆腑，心脏，小肠腑，脾脏（上、下），胃腑，肺脏，大肠腑，肾脏，膀胱腑，消渴、淋闭、尿血、水肿，疔肿、痈疽，痔漏，解毒并杂治，备急（即急救），食治，养性，平脉，针灸（上、下）等法，总计232门，合方论5200余首。该书收载宏丰、内容博大，所载医论、医方较系统地反映了在《内经》之后、唐代初期以前的医学成就，是一部学术价值很高的著作，流传1300多年来经久不衰，书中所用方药、养生、食疗等方法至今仍被广泛地运用于临床。

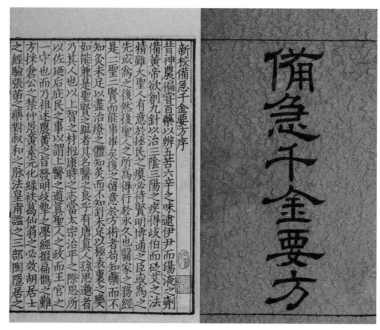

图1-7 《备急千金要方》

关于九针方面，《千金要方》首次明确提出了黄帝创制九针的观点。《备急千金要方序》言：夫清浊剖判，上下攸分，三才肇基，五行俶落，万物淳朴，无得而称。燧人氏出，观斗极以定方名，始有火化；伏羲氏作，因之而画八卦、立庖厨；滋味既兴，病疗萌起。大圣神农氏愍黎元之多疾，遂尝百药以救疗之，犹未尽善。黄帝受命，创制九针，与方士岐伯、雷公之伦，备论经脉，旁通问难，详究义理，以为经论，故后世可得根据而畅焉……

此外，宋代医家高保衡、孙奇、林亿所作的《新校备急千金要方序》中更明确了这种观点，序中言：昔神农遍尝百药，以辨五苦六辛之味，逮伊芳尹而汤液之剂备。黄帝欲创九针，以治三阴三阳之疾，得岐伯而砭艾之法精……

《千金要方》第29、30卷是论述针灸的专篇，其中《千金要方·卷二十九·针灸上》系统讲述了经络、穴位、经脉流注、脏腑变化以及针刺、艾灸的方法与宜忌，其目录如下：

明堂三人图第一

手三阴三阳穴流注法第二

针灸禁忌法第三

五脏六腑变化旁通诀第四

用针略例第五

灸例第六

大医针灸宜忌第七

《千金要方·卷三十·针灸下》则重点讲述了临床上常见全身各部疾病及各部经穴的主治病症与针灸处方，其目录如下：

孔穴主对法

头面第一（项 目 鼻 耳 口 舌 齿 咽喉）

心腹第二（胸胁 胀满 大小便 泄利 消渴 水肿 不能食 呕吐 吐血 咳逆上气 奔豚）

四肢第三（手 臂肘 肩背 腰脊 脚膝）

风痹第四（癫痫 尸厥 中恶 尸注）

热病第五（黄疸 霍乱 疟）

瘿瘤第六（痔漏 癀疝 阴病）

杂病第七

妇人病第八（附小儿）

尤其《千金要方·卷二十九·针灸上·用针略例第五》中，还对锋针、大针、火针临床的具体运用方法进行了论述，兹摘录如下：

……凡用锋针针者，除疾速也。先补五呼，刺入五分，留十呼。刺入一寸留二十呼。随师而将息之。刺急者，深纳而久留之；刺缓者，浅纳而疾发针。刺大者，微出其血。刺滑者，疾发针浅纳而久留之。刺涩者，必得其脉，随其顺逆久留之，疾出之，压其穴，勿出其血。诸小弱者，勿用大针，然气不足宜调以百药。余三针者，正中破痈坚、瘤结、息肉也，亦治久疾也。

火针亦用锋针，以油火烧之，务在猛热，不热即有损于人也。隔日一报，三报之后，当脓水大出为佳。

巨阙、太仓、上下脘，此之一行有六穴，忌火针也。

大癥块当停针转动须臾为佳。

每针常须看脉，脉好乃下针，脉恶勿乱下针也。

下针一宿，发热恶寒，此为中病，勿怪之。

（四）元·杜思敬《针经摘英集》关于九针的记载

元代杜思敬（公元1235—1320年）编撰的《针经摘英集》，原载于由其所编撰的、被誉为我国第一部医学丛书的《济生拔萃方》第三卷。《针灸摘英集》全书分为五节：

第一节名为《九针式》，主要以图文说明的形式对古代所传"九针"的形状、规格及主治病症作了简明扼要的介绍。

第二节名为《折量取腧穴法》，主要是用"同身寸法"介绍了简单实用的取穴方法。此外，还介绍了取穴时患者的体位等。

第三节名为《补泻法》，主要介绍了针刺的具体方法以及补泻的理论与技术。

第四节名为《用针呼吸法》，简要介绍了用针时呼吸配合的方法。

第五节名为《治病直刺诀》，介绍了69种常见病的针刺方法，是本书的主体及重要章节。

《针经摘英集》一书虽然算不上针灸学的大作，但却简明扼要地介绍了九针针具、取穴方法、针刺与补泻方法，以及临床常见病的针刺处方，足以供医者参考之用。尤其该书大部分内容被后世《普济方》、《针灸聚英》等众多名著收录，故对后世针灸学的发展产生了较大的影响。

《针经摘英集》也是现存最早的以图文并茂的形式系统介绍九针的文献！在毫针的运用方面，强调"针感"反应，重视针刺补泻与呼吸的配合，提倡针刺配合病灶刺激以"透气"，讲求针刺的辨证施治。此外，还介绍了临床治疗中火针（燔针）、三棱针（锋针）、长针、圆利针等的使用方法与主治病症。这些都是《针经摘英集》独有的针法学术特色。

兹将《针经摘英集·九针式》图文附后（图1-8）：

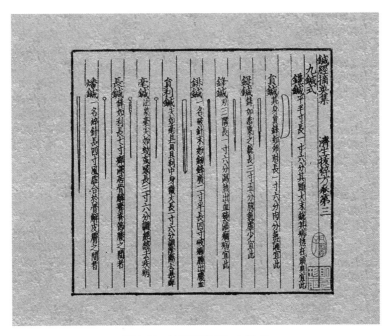

图1-8　针经摘英集-九针式

针经摘英集　济生拔萃方卷第三

九针式

镵针：平半寸，长一寸六分，其头大末锐。其病热在头身，宜此。

员针：其身员，锋如卵形，长一寸六分。肉分气满，宜此。

鍉针：锋如黍粟之锐，长三寸五分。脉气虚少，宜此。

锋针：刃三隅，长一寸六分。泻热出血，发泄痼病，宜此。

铍针：一名铍针，末如剑锋，广二分半，长四寸。破痈肿出脓血。

员利针：尖如毫，且员且利，中身微大，长一寸六分，调阴阳，去暴痹。

毫针：法象毫尖，如蚊虻喙，长三寸六分，调经络，去痰病。

长针：锋如利，长七寸。痹深居骨解腰脊节腠之间者。

燔针：一名焠针，长四寸。风虚合于骨解皮肤之间者。

（五）明·高武《针灸素难要旨》关于九针的记载

《针灸素难要旨》，又名《针灸节要》，为明代医家高武（约15～16世纪）编撰，刊行于嘉靖丁酉年（公元1537年）。全书共分3卷，系节取《灵枢》、《素问》、《难经》等有关针灸经文重新编次而成，并对十二经、奇经八脉、十五络等经脉和刺灸法"节要立题分类，以便记诵"，故名。

《针灸素难要旨·九针式》图文见图1-9。

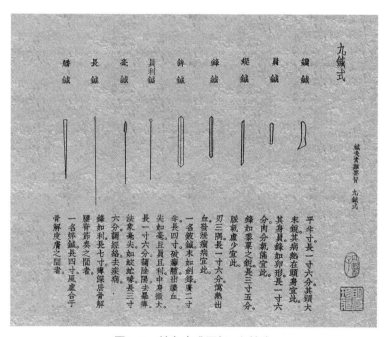

图1-9 针灸素难要旨-九针式

（六）明·徐春甫《古今医统大全》关于九针的记载

《古今医统大全》，又名《医统大全》，系一部医学全书，为明代名医徐春甫（1520—1596年）编集，成书于嘉靖三十五年（1556年）。全书共100卷，其中：

卷1内容为《历世圣贤名医姓氏》及《採择诸书》，介绍了270多位历代名医的传略及数百种方书。

卷2～5为《内经要旨》、《翼医通考》、《内经脉候》、《运气易览》。

卷6～7为《经穴发明》、《针灸直指》。

卷8～92为临床各科证治，包括内、外、妇、儿、骨伤、五官科以及老年病400余种，每病载有病机、脉候、治法、方药、易简诸方、灸法、导引法等项。

卷93～98为《经验秘方》、《本草集要》、《救荒本草》、《制法备录》、《通用诸方》。

卷99～100为养生余录。

兹将《古今医统大全·卷七·针灸直指·九针图》图文附后（图1-10）：

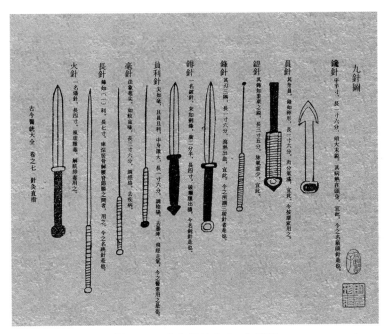

图1-10　古今医统大全-九针图

镵针：平半寸，长一寸六分，头大末锐。其病热在头身，宜此。今之名箭头针是也。

员针：其身员，锋如卵形，长一寸六分。肉分气满，宜此。今按摩家用之。

鍉针：其锋如黍粟之锐，长三寸五分。脉气虚少，宜此。

锋针：其刃三隅，长一寸六分。泻热出血，宜此。今之所谓三棱针者是也。

铍针：一名铍针，末如剑锋，广二分半，长四寸。破痈肿出脓。今名剑针是也。

员利针：尖如毫，且员且利，中身微大，长一寸六分，调阴阳，去暴痹，飞经走气，今之医常用之是也。

毫针：法象毫尖，如蚊虻喙，长三寸六分，调经络，去疾病。

长针：锋如利，长七寸。痹深居骨解腰脊节腠之间者，用之。今之名跳针是也。

火针：一名燔针，长四寸。风虚肿毒，解肌排毒用之。

（七）明·杨继洲《针灸大成》关于九针的记载

《针灸大成》，为明代医家杨继洲（公元1522—1620年）所著，是杨氏在家传《卫生针灸玄机秘要》（简称《玄机秘要》）的基础上，参考明以前50余种中医及针灸学著作，并结合自己的针灸临床经验编辑而成。《针灸大成》是我国古典针灸医籍中内容丰富、资料全面、流传广泛、影响深远的一部针灸专著。从明万历二十九年（1601年）刊行以来，至今已有400多年的历史，一直深受广大中医及针灸工作者的喜爱。

《针灸大成》，全书共分10卷：

卷1，首载仰、伏人周身总穴图，针道源流，次载《针灸直指》，包括选自《内经》、《难经》17篇有关针灸论述；

卷2，为周身经穴赋、百症赋、标幽赋等10篇针灸歌赋；

卷3，为五运主病歌、六气为病歌、百穴法歌等20篇歌赋及针灸问答；

卷4，为仰人尺寸图、伏人尺寸图、背部穴图、腹部穴图、中指取寸、《素问》九针论以及各家针法补泻、针灸禁忌等；

卷5，为十二经井穴、井荥俞原经合穴、子午流注、灵龟八法、八脉交会穴等相关的论述与歌诀；

卷6、7，为五脏六腑、十四经穴之主治、经穴歌、考证法、奇经八脉、经外奇穴等；

卷8，载《神应经》穴法及诸风、伤寒、痰喘咳嗽等临床各科23门疾病的针灸治疗方法；

卷9，选录各家针法及灸法，并附杨氏本人之针灸医案31个；

卷10，附录陈氏（佚名）《小儿按摩经》，该书系现存最早之小儿按摩专书，并赖《针灸大成》之转载而得以流传。

兹将《针灸大成·卷四·九针图》之图文附录如下（图1-11）：

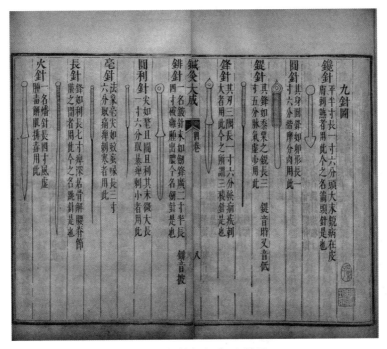

图1-11　针灸大成-九针图

镵针：平半寸，长一寸六分，头大末锐。病在皮肤刺热者用此。今之名箭头针是也。

圆针：其身圆，锋如卵形，长一寸六分。揩摩分肉用此。

鍉针：其锋如黍粟之锐，长三寸五分。脉气虚少，用此。

锋针：其刃三隅，长一寸六分。发痼疾刺大者用此。今之所谓三棱针者是也。

鈹针：一名铍针，末如剑锋，广二分半，长四寸。破痈肿出脓。今名剑针是也。

圆利针：尖如毫，且圆且利，其末微大，长一寸六分，取暴痹，刺小者用此。

毫针：法象毫尖，如蚊虻喙，长三寸六分，取痛痹刺寒者用此。

长针：锋如利，长七寸。痹深居骨解腰脊节腠之间者用此。今之名跳针是也。

火针：一名燔针，长四寸。风虚肿毒，解肌排毒用之。

（八）明·张介宾《类经图翼》关于九针的记载

《类经图翼》，为明代医家张介宾（公元1563—1640年）编撰，成书于1624年，是对其所著《类经》一书的续编。全书共11卷：

卷1～2，为"运气"部分，对阴阳、五行、五运六气等理论，采用图解和文字说明的方法，进行了详细的阐述。

卷3～10，为"经络"部分，对脏腑内景、骨度部位、十二经起止、奇经八脉、腧穴主治等进行了系统论述，并绘有图解，编有歌诀，以便于记诵。

卷11，为"针灸"要览，收录了针灸要穴歌、诸证灸法要穴等内容。

全书对运气、经络、腧穴及临床针灸等方法，广泛收集前人文献与经验，上至《内经》、《甲乙经》、《神农经》、《千金方》、《外台秘要》，下至《乾坤生意》、《捷法》以及针灸歌赋包罗万象。本书对运气的论述条理清楚，极为详悉，对后世影响较大；对经络针灸的阐释则广引前人资料，进行系统整理，亦有重要参考价值。

兹将《类经图翼·卷四·经络·针灸诸则·九针图》图文附录如下（图1-12）：

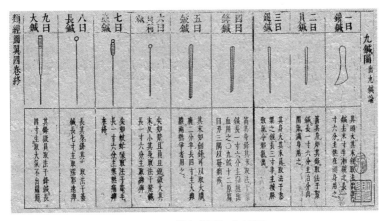

图1-12 类经图翼-九针图

一曰镵针：其头大，其末锐，取法于巾针，去末寸半渐锐之，长一寸六分，主热在头身用之。

二曰员针：筩其身，卵其锋，取法于絮针，长一寸六分，主治分肉间气满身用之。

三曰鍉针：其身大，其末员，取法于黍粟之锐，长三寸半，主按脉取气，令邪气出。

四曰锋针：筩其身，锋其末，取法于絮针，长一寸六分，主痈热出血用之。九针十二原篇曰：刃三隅，以发痼疾。

五曰铍针：其末如剑锋，可以取大脓，广二分半，长四寸，主大痈脓，两热争者用之。

六曰员利针：尖如毫，且员且锐，微大其末，反小其身，取法于毫针，长一寸六分，主取痈痹。

七曰毫针：尖如蚊虻喙，取法于毫毛，长一寸六分，主寒热痛痹在络。

八曰长针：长其身，锋其末，取法于綦针，长七寸，主取深邪远痹。

九曰大针：其锋微员，取法于锋针，长四寸，取大气不出关节。

（九）清·吴谦《医宗金鉴》关于九针的记载

清代官修，由吴谦（公元1689—1748年）等纂修的《御纂医宗金鉴》，简称为《医宗金鉴》，是一部综合性医学著作。全书共分90卷，其中：

　　卷1～17：订正仲景全书伤寒论注

　　卷18～25：订正仲景全书金匮要略注

　　卷26～33：删补名医方论

　　卷34：四诊心法要诀

　　卷35：运气要诀

　　卷36～38：伤寒心法要诀

　　卷39～43：杂病心法要诀

　　卷44～49：妇科心法要诀

　　卷50～55：幼科杂病心法要诀

　　卷56～59：痘疹心法要诀

　　卷60：幼科种痘心法要旨

　　卷61～76：外科心法要诀

　　卷77-78：眼科心法要诀

　　卷79～86：刺灸心法要诀

　　卷87～90：正骨心法要旨

　　由上可知，《医宗金鉴》一书不仅对《伤寒论》、《金匮要略》两部经典进行了系统的考订、修正、诠释，而且对于中医的四诊、运气、方药、刺灸、正骨以及临床内、外、妇、儿、眼等各科疾病的辨证治疗等，均分门别类进行了系统的论述。此外，该书还将许多方论归纳成歌诀并加以注释，同时附有大量插图，非常便于诵读与学习，所以清代曾将此巨著定为太医院必学之教科书，至今仍为中医学习的重要典籍。

　　《医宗金鉴·刺灸心法要诀》中，对九针的原理、形状、图式、规格以及主治、功用等做了系统的介绍。同时，该书还开创性地用歌诀的形式进行了归纳和总结，兹将有关内容摘录如下：

九针原始歌

九针因何而有名，原于天地大数生，

始于一而终于九，天地人时音律星，

风野九九八十一，针应其数起黄钟，

皮肉筋脉声阴阳，齿气九窍关节通。

【按】《灵枢·九针篇》帝曰：九针焉生，何因有名。歧伯曰：天地之大数也，始于一终于九。一法天，二法地，三法人，四法时，五法音，六法律，七法星，八法风，九法野。九针者，圣人起天地之数，始于一而终于九，九而九之，九九八十一，以起黄钟之数，针之数应之，而人之身形亦应之。皮应天，肉应地，血脉应人，筋应时，声应音，阴阳应律，齿面目应星，气应风，九窍三百六十五络应九野，此天人相通之道也。故一针皮，二针肉，三针脉，四针筋，五针骨，六针调阴阳，七针益精，八针除风，九针通九窍，除三百六十五节气，各有所主。

九针式图并九针主治法歌

一曰镵针式图

（图略）

【注】经之一曰：镵针者，取法于巾针，去末寸半，卒锐之，长一寸六分。镵者，锐也；卒者，尾也。谓此针长一寸六分，上去末寸半，下只留一分之锋，欲浅刺不令深入也。

镵针主治法歌

镵针即今箭头针，主刺皮肤邪肉侵，

毋令深入泻阳气，邪正相安荣卫均。

【注】镵针即今箭头针也，主刺邪热病在头身皮肤之证。毋令深入，深则有伤阳气。故必分许浅浅刺之，使邪去而正不伤，荣卫得和，则病除矣。

二曰员针式图

（图略）

【注】经之二曰：员针者，取法于絮针，筩其身而卵其锋，长一寸六分。筩身卵锋者，谓身直如作筩，末锋员如卵锐也。

员针主治法歌

员针取法于絮针，主治邪气侵肉分，

筩身卵锋不伤正，利导分肉邪自平。

【注】员针即絮针也，主治邪气在分肉之间，盖筩身卵锋，利导分肉，能使邪气行而不伤于肌肉之正气也。

三曰鍉针式图

（图略）

【注】经之三曰：鍉针者，取法于黍粟之锐，长三寸半。黍粟之锐者，员而微尖，利于用补者也。

鍉针主治法歌

鍉针之锐如黍粟，恐其深入伤肌肉，

按脉勿陷以致气，刺之邪气使独出。

【注】鍉针之锋，如黍粟之锐，主治邪在脉中。不欲深入，只按脉以候气至，刺脉中之邪气，使独出也。若深按陷至肌肉，邪风虽出，而肌肉之正气必伤矣。

四曰锋针式图

（图略）

【注】经之四曰：锋针者，取法于絮针，刃三隅，长一寸六分，其上去八分，下留八分。刃三隅者，盖直壮而锐，可以泻热出血也。

锋针主治法歌

锋针即今三棱名，主刺痼邪时气壅，

发于经络痼不解，泻热出血荣卫通。

【注】锋针即今三棱针，主刺时气温热痼邪也。凡发于经络中壅痼不解之病，用三棱针之锋利，以泻热出血，使经络开通，荣卫调和，而壅痼之疾愈矣。

五曰铍针式图

（图略）

【注】经之五曰：铍针者，取法于剑锋，广二分半，长四寸。其必广二分半、长四寸、末如剑锋者，取其能开通也。

铍针主治法歌

铍针之锋末如剑，主刺寒热两相搏，

合而为痈脓已成，大脓一泻即时和。

【注】铍针之锋如剑者，主刺寒热相搏，或邪气郁于荣卫，凝滞不通，发为痈疽，其脓已成，用此开之，以取大脓。大脓泻则阴阳和，而痈热愈矣。

六曰员利针式图

（图略）

【注】经之六曰：员利针者，取法于牦针，微大其末，反小其身，长一寸六分。其取法于牦者，以毛之强者曰牦，用其细健可稍深也。

员利针主治法歌

员利针形尖如牦，主治虚邪客于经，

暴痹走注历节病，刺之经络实时痛。

【注】员利针尖，其形如牦，员而且锐，主治虚邪客于经络而为暴痹与走注历节疼痛等病。以此刺之，则经络流通，而虚邪自去矣。

七曰毫针式图

（图略）

【注】经之七曰：毫针者，尖如蚊虻喙，取法于毫毛，长一寸六分。其必尖如蚊虻喙者，取其微细徐缓也。

毫针主治法歌

毫针主治虚痹缠，养正除邪在徐缓，

寒热痛痹浮浅疾，静入徐出邪正安。

【注】毫针者，因取法于毫毛，故名之也。主刺邪客经络而为痛痹，邪气轻浅者也。凡正气不足之人，用此针刺之，静以徐往，渐散其邪，微以久

留，缓养正气，则寒邪病痹浮浅之在络者，皆可平也。

八曰长针式图

（图略）

【注】经之八曰：长针者，取法于綦针，长七寸。为其可以取深邪远痹也。

长针主治法歌

长针主治虚邪伤，内舍骨解节膝殃，

欲取深邪除远痹，刺法得宜始可康。

【注】长针即今环跳针也，主虚邪深入，内舍于骨，解腰脊节膝之间。凡欲取深远疼痛之邪，必得身长末锋之针，如法以刺之，方能使深邪出，远痹解，而得安康也。

九曰大针式图

（图略）

【注】经之九曰：大针者，取法于锋针，其锋微员，长四寸。尖形如挺，粗而且巨，可以泻通机关也。

大针主治法歌

大针主刺周身病，淫邪溢于肌体中，

为风为水关节痹，关节一利大气通。

【注】大针者，即古人之燔针也。凡周身淫邪，或风或水，溢于肌体，留而不能过于关节，壅滞为病者，以此刺之，使关节利，大气通，则淫邪壅于经络、风虚肿毒伤于肌体者，皆可去也。

【按】此九针，皆本于『灵枢经』中大小、长短之法，无有异也。但细玩经中九针之用，凡所取者，皆言有余之实邪，则针之不宜于治虚也，从可知矣。

（十）民国·九针论、九针图

民国期间，有关九针的记载及论述较少，以下3篇比较具有代表性。

1. 1923年，祝敬铭在《神州医药学报》第3期发表了《九针论》，全文如下（图1-13）：

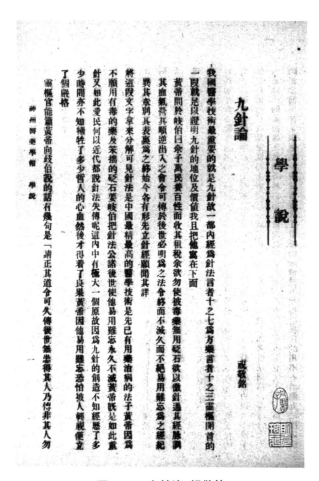

图1-13 九针论-祝敬铭

九 针 论

祝敬铭

我国医学技术最终要的就是九针，故一部《内经》为针法言者十之七，为方药言者十之三。《灵枢》开首的一段就足以证明九针的地位及价值，我且把他写在下面。

黄帝问于岐伯曰：余子万民，养百性，而收其租税。余欲勿使被毒药，无用砭石，欲以微针通其经脉，调其血气，营其顺逆出入之会。令可传于后世，必明为之法。令终而不灭，久而不绝，易用难忘，为之经纪。异其章，别其表里，为之终始。今各有形，先立针经。愿闻其详。

将这段文字拿来分解，可见针法是中国最精、最高的医学技术，是先于已有用药治病的法子。黄帝因为不愿用有毒的药及笨拙的砭石，要岐伯把针法公诸后世，使他易用难忘，永久不灭。黄帝既是如此重针又如此爱民，何以近代都说针法失传呢？这内中有极大一个原故，因为九针的创造不知经历了多少时间，亦不知牺牲了多少哲人的心血，然后才得着了良果。黄帝因他易用难忘恐怕被人轻视，便立了个严格。

《灵枢·官能篇》黄帝向岐伯说的话有几句是"请正其道，令可久传，后世无患。得其人乃传，非其人勿言。"《禁服篇》黄帝向雷公说的话是"善乎哉问也。此先师之所禁，坐私传之也，割臂歃血之盟也，子欲得之，何不齐乎？"

黄帝既立了这择人而教、师弟相传的规则，不像方药各科毫无限制，是人都可以拿来混饭吃，所以就少人知道了。

我前数年就景仰我国能针的先哲，很愿研究此道，但是虽有《内》《难》等书可读，而对于经穴的部位、行针的法则无从考，其是否恰当？始终不敢下手，后来得了师传才明白，这种种道理，据我个人眼光觉得，现在的针法是受师传守密的影响已渐渐退化了。因为历代传授针法的人，他们与后学图方便把针法病症编成歌诀，易于诵念，初意未尝不美，不过后来的学者乐于浅易不去研究古奥的《内经》，并且养成通病，只照歌诀指定的几穴治病，若是到了各穴针完病尚不愈的时候，便就束手无策了，这岂不是可悲可叹的事吗？

我国古代的针法范围极大，凡疟疾、伤寒、寒热、咳嗽，一切藏府筋肉七窍等病，无所不治，所以针有九种形式，如今尚为医界通用的只镵针、大针了。镵针俗名箭头针，外科用它的甚多，大针其形如梃，现在的套管针就是它的变像，以外七种那就要能针的人才用了。由这样看来，可见针法的能力很大埋没了，真是可惜！所以我深望能得多数同志废除守秘的旧习，求进一步的真理，将针法阐扬一番呀！

但是针法的范围虽能包括各科，亏损及传染这两宗病却不能治，这并非古圣立法不周，因为古代人的欲念简单，都是狠强的身、狠长皆寿，有了这样的康健，就不会得这种病的，用不着治疗方法，所以没有研究。现在的西医，他们对于这种病最新式的治疗不外乎卫生及注射二法。卫生因起居习惯不同，故《内经》与西学大异，惟有针法与注射二者相去不远，不过针法用精神、注射用药力耳，而注射的部位及方法简便易学，只要懂得针法就可以注射的，故我们用注射来辅助九针，那针法就可称完善了。

2. 1923年，由赵熙、孙秉彝、王秉礼合编的《绘图针灸传真内经刺法》一书中列有《九针之图》，兹附图如图1-14：

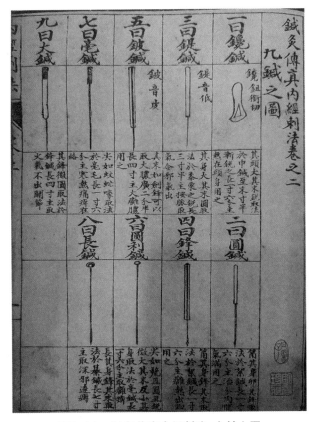

图1-14　针灸传真内经刺法-九针之图

3. 1935年，彭澍生在《针灸杂志》第2期曾发表了《九针式样及主治表附图》，兹附图如图1-15。

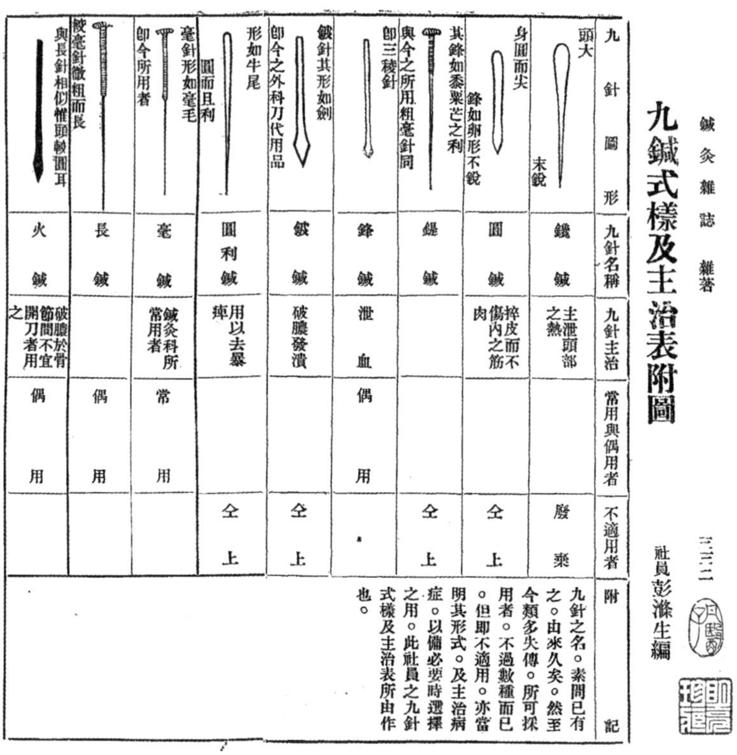

九鍼式樣及主治表附圖

鍼灸雜誌 雜著　社員彭滌生編

九針圖形	九針名稱	九針主治	常用與偶用者	不適用者	附記
頭大 末銳 身圓而尖	鑱鍼	之主泄頭部熱	常用與偶用者	殷乘	
其鋒如黍粟芒之利	圓鍼	掉皮而不傷內之筋肉		仝上	
與今之所用粗毫針同	鍉鍼		偶用	仝上	
鋒鍼其形如劍 卽三稜針	鋒鍼	泄血		仝上	
卽今之外科刀代用品	鈹鍼	破癰發潰		仝上	
圓而且利	圓利鍼	痺用以去暴	偶用	仝上	
毫針形如毫毛 卽今所用者	毫鍼	鍼灸科所常用者	常用		
長鍼	長鍼		偶用		
被毫針微粗而長 與長針相似惟鍼頭較圓耳	火鍼	之開節間者不宜用骨 破膿	偶用		

附記：九針之名。素問已有之。由來久矣。然至今類多失傳。所可探用者。不過數種而已。但即不適用者。亦當明其形式及主治病症。以備必要時遭擇之用。此社員之九針式樣及主治表所由作也。

三三二

图1-15　民国·彭滌生–九针图表

四、九针传承

（一）古九针不绝如缕

综观《黄帝内经》全文，有关运用方药治病的论述其实很少，仅有被后世研究者所称的《内经十三方》而已。而关于针灸疗法的论述则非常丰富，其中除了一少部分阐述灸法治病外，其余大部分内容讲述的均是针刺疗法，《黄帝内经》的《灵枢》部分更被人们称之为"针经"。可见针刺疗法在《内经》之中占有多么重要的地位。此外，诚如前文所述，"九针"在《黄帝内经》中已经有了较为系统的论述，从九针的理论、来源、形状、规制，到九针的用法、技术、功用、主治等一应俱全，可想而知九针在当时的理法已经是基本完备了。

但有一个奇怪的现象是，纵观《黄帝内经》全书中，对于九针各针在临床中具体运用的技术和方法却极少论述与记载。这是什么原因呢？

所以有人认为：九针疗法在秦汉时期已经失传了！

也有人认为：是《黄帝内经》出于对九针这种高明医术的保护与保密，故隐而不言。如《灵枢·官能第七十三》："余闻九针于夫子众多矣……请其正道，令可久传，后世无患，得其人乃传，非其人勿言！"这也让我想起了马丹阳祖师《天星十二穴歌诀》所说的"至人可传授，匪人莫浪说"。此外，《灵枢·禁服第四十八》"雷公问于黄帝曰：细子得受业，通于《九针》六十篇……细子恐其散于后世，绝于子孙，敢问约之奈何？黄帝曰：善乎哉问也！此先师之所禁，坐私传之也，割臂歃血之盟也……黄帝乃与俱入斋室，割臂歃血。黄帝亲祝曰：今日正阳，歃血传方，有敢背此言者，必受其殃！雷公再拜曰：细子受之。黄帝乃左握其手，右授之书，曰：慎之慎之，吾为子言之。凡刺之理……"这种观点在《素问》中也有类似的描述，如《素问·三部九候论第二十》："余闻九针于夫子，众多博大，不可胜数。余愿闻要道，以属子孙，传之后世，着之骨髓，藏之肝肺，歃血而受，不敢妄泄！"

除了上述原因之外，长期重视药物、轻视针灸，重视毫针、轻视它针也是导致九针逐渐失传的重要原因。正如明代汪机在其所著《针灸问对》中说："今之针士，决痛用锋针、铍针，其他诸病，无分皮肤、肌肉、血脉、筋骨，皆用毫针，余者置而不用。甚有背于经旨矣。"而到了近现代，除了毫针之外，九针中其他针法在临床治疗之中已经很难见到它们的踪影了！九针疗法的传承，可谓已经到了不绝如缕的地步了！

除了前述九针的形状、图式、功用、主治之外，有关九针各种针具、针法在临床治疗中的具体应用，除了临床常用的毫针之外，经查证历代医著文献，目前仅发现如下寥寥数处零星记载，兹罗列如下：

《备急千金要方·卷二十九·用针略例第五》：凡用锋针针者，除疾速也……诸小弱者，勿用大针……火针亦用锋针……

《医心方·卷二·针例法第五·燔针法》董暹曰：……燔大癥积，用三隅针。破痈肿皆用铍针，量肿大小之宜也。小积及寒疝诸痹及风，皆用大员利针如筳也，亦量肥瘦大小之宜。《医心方·卷十六·治瘰疬方第十三》：《录验方》云，疗瘰疬，唯须以员针针之，小者即消，大者即熟，然后出脓便瘥，隔日一针。

《针经摘英集·治病直刺诀》：治闪着腰疼，错出气腰疼及本藏气虚。以圆利针刺任脉气海一穴。肥人针入一寸，瘦人针入五分。三补三泻，令人觉脐上或脐下满腹生痛，停针，候二十五息。左手重按其穴，右手进针三息，又停针二十五息，依前进针。令人觉从外肾热气上入小腹满肚，出针。神妙！

治颔肿如升，喉中闭塞，水粒不下，以三棱针刺手太阴肺经少商二穴，微出血，泄诸阳脏热凑。在手大指端内侧，去爪甲角如韭叶。兼刺手大指背头节上，以三棱针挑刺三针，出血佳。次针手太阳经阳谷二穴而愈。在手外侧腕中兑骨之下陷中，针入三分。

治大便不通，刺任脉气海一穴，在脐下一寸五分，用长针针入八分，令病人觉急便，三五次为度。

治脉微细不见，或时无脉者。以圆利针刺足少阴经复溜二穴，在内踝上二寸陷中。针至骨，顺针往下刺之，候回阳、脉生大乃出针。

《脾胃论·卷中·脾胃虚弱随时为病随病制方·黄芪人参汤》：……三里、气街，以三棱针出血；若汗不减、不止者，于三里穴下三寸上廉穴出血。

至于有关九针中镵针、鍉针以及火针等在临床治疗之中运用的文献记载，目前我们还未发现，尚需继续努力！也由此看出，九针及九针疗法到近现代已经濒临失传而不绝如缕了！

（二）新九针再现辉煌

"九针是劳动人民在长期与疾病做斗争的实践中创造出来的一种医疗方法，并通过临床实践不断地认识和逐步发展起来的，是古代劳动人民智慧的结晶。但是在历史发展的过程中，由于种种原因，九针疗法现在几乎只剩下毫针一种还在临床应用而已，其余针具、针法已几近失传，这不能不说是针灸界乃至整个中医界的一大损失和遗憾！"这是我的针灸导师、原山西省针灸研究所创办人、首任所长师怀堂教授发自肺腑的感慨之言！

有鉴于此，师老从20世纪50年代就开始留意学习、挖掘、搜集、整理古九针理论与技术，并与临床实践及现代科研相结合，逐步总结和完善中医九针疗法。师老经常说《灵枢》早已言明："九针之宜，各有所为，长短大小，各有所施，不得其用，病弗能移"，并说"病有百种，药有千种，而今针具却仅有一种，岂能一针而治百病乎？"所以要提高疗效，扩大针灸治病范围，首先必须要进行针具的挖掘继承与改革创新。正所谓"工欲善其事必先利其器"是也！因此，师老在《内经》及古九针的基础上，历经近30年的研究与上百次的反复实践，终于成功研制出了一套精美的"新九针针具"，并经广泛的临床应用，逐渐形成了一个理法并重、体系完整的新九针疗法医学体系，使九针及九针疗法再次焕发出绚丽的光彩！

兹将早年发表于《中国针灸》杂志介绍师怀堂及新九针的一篇文章附录于下，以飨读者！

中国针灸之大成

——"新九针"（中国怀堂九针）问世

原文载于《中国针灸》1990年第5期

"中国怀堂九针"（新九针）是中华人民共和国卫生部医学科学委员会针灸针麻专题委员会委员、中国针灸学会理事、中国针灸学会山西分会理事长、中华全国中医学会山西分会副理事长、山西省针灸研究所所长、主任医师师怀堂教授的研究成果。该成果1983年通过国家鉴定，获得我国著名针灸专家的高度评价。

现在"新九针"已为许多国内外针灸界人士运用。中国中医研究院针灸研究所等国内近30个省、市、自治区的数十家医疗、科研、教学、学术单位举办了由师老讲授的新九针学习班，培训国内外学员数千名。新九针针具已销往全国各地及海外一些国家和地区。在1987年举行的世界针灸大会上，师老进行了"新九针"表演，受到国内外针灸专家的赞誉；《健康报》英文特刊，刊登了新九针针具的大幅照片。近年来，《中国针灸》、《中医杂志》等学术刊物发表了新九针研究方面的多篇论文。《当代中国针灸临证精要》等书，收入了有关新九针的论文。我国中央电视台、《健康报》、《人民画报》、《国际商报》等许多新闻单位也作了有关新九针的报道。

"新九针"（中国怀堂九针）研究包括"新九针疗法"和"新九针针具"两部分内容。在40余年的针灸临床治疗与研究中，师老在探寻、发掘古九针的基础上，结合现代医学与科学技术，研制成功了新的九针针具——中国怀堂九针，创立了独特的针灸疗法——中国怀堂九针疗法。新九针针具由下列针具与器械组成：①磁性圆梅针，②师氏火针（包括单头火针、多头火针、火鍉针、火镀针四种类型，其中单头火针分细、中、粗三种规格），③师氏锋勾针，④师氏镵针，⑤师氏鍉针，⑥师氏镀针，⑦师氏圆利针，⑧师氏三棱针，⑨师氏梅花针，以及毫针（包括长针），师氏微型酒精灯，师氏针包等。新九针疗法是使用新九针针具的独特的针灸疗法，其理论核心是：发挥九种不同针具及其针法的特异性与整体性的治疗作用。新九针疗法突破了单一毫针或单一针具的局限，提高了针灸的治疗效果，扩大了针灸的治疗范围，填补了针灸治疗方面的某些空白，开拓了针灸外科、针灸美容等新的治疗领域。目前，它对160余种病症具有显著疗效。尤其是对于许多一般中西医难以治愈或治疗乏术的病症，如中风、截瘫、骨结核、外阴白斑、面神经麻痹、面肌痉挛、静脉曲张、美尼尔氏综合征，肩周炎、各种脑外伤后遗症、癫痫、轻度脑动脉硬化、肛肠痔瘘、痣、老年斑、疣、瘊等疗效独特。

第二章

中兴九针师怀堂

一、师怀堂小传

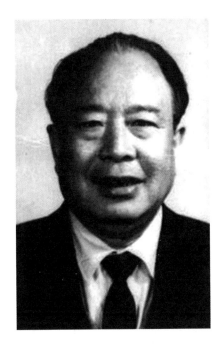

师怀堂（1922—2012年），主任医师、教授，山西省针灸研究所创办人、首任所长。中医新九针疗法创立人、中医新九针针具发明人，当代著名中医及针灸专家，首批享受国务院特殊津贴专家。曾任卫生部医学科学委员会针灸针麻专题委员会委员、中国针灸学会理事、山西省针灸学会理事长、山西省中医学会副理事长、山西省中医药管理局顾问、山西省政协委员等。

师怀堂，生于1922年，山西长子县人。早年随伯父学医，1946年出任长子县第一联合诊所所长。1953年毕业于卫生部针灸实验所后，返回山西任山西省省级机关公费医疗院针灸科主任。1973年下放，先后在芮城、昔阳等地插队行医，并曾担任昔阳县医院副院长。1978年调山西省中医研究所，历任针灸科主任、副所长等。1984年奉命创办山西省针灸研究所，任所长、主任医师。1991年正式离休。1997年再次创办山西怀堂九针研究所，任法人、所长。2009年被山西省针灸协会授予"针灸泰斗"荣誉称号。

师怀堂教授从事中医针灸临床治疗与研究工作60余年，他在以《黄帝内经》为代表的古九针的基础上，结合临床及现代科技，创立了中医新九针疗法，发明了中医新九针针具。这一研究成果于1983年通过科学鉴定，并被国内外广泛运用于临床，疗效可靠，救人无数。著有《中医临床新九针疗法》、《实用针灸学》等，发表《九针的继承发展与临床应用》等100多篇论文。

二、医事传略

（一）自幼学医，悬壶故里

1922年师老出生在山西省长子县的一个中医世家，自幼受家族及家庭环境的影响，中医针灸及治病救人等很早就在师老的内心留下了深深的烙印。稍长即随父辈，尤其是伯父学习医术，同时开始广泛地学习中医经典书籍。1946年，弱冠之年的师老便出任长子县第一联合诊所所长，悬壶于故里而济世救人。由于治病效果明显、服务态度热情，师老在家乡开始小有名气，渐渐地成了乡亲们口中的"师大夫"了！记得师老曾给我讲，在家乡行医的这段时间和经历，为他此后在医学道路上的发展增添了很大的信心和动力。最基层的医疗经验也为他之后医学理论与技术的提高奠定了基础。

（二）博采众长，四处学艺

为了开拓眼界，进一步提高自己的医学水平，师老在数位领导的举荐下，于1952年只身前往北京，就学于卫生部针灸疗法实验所，师从著名针灸专家朱琏等。朱琏（1910—1978年），是我国著名的针灸专家，新中国成立之前在延安和华北解放区工作时就努力学习、专研针灸，并广泛应用于临床救治。新中国成立后，曾先后担任中央防疫委员会办公室主任、中央卫生部妇幼卫生司副司长、卫生部针灸疗法实验所主任、卫生部中医研究院副院长兼针灸研究所所长等职，著有《新针灸学》，该书1951年由人民出版社首版发行，为新中国成立后的第一部针灸学专著。

1953年在北京学习毕业回到山西后，师老被安排到了山西省级机关公费医疗院担任针灸科主任。从家乡县城，再到首都北京、省城太原，给好学不倦的师老提供了更多、更好的学习机会。

1957年，山西省中医研究所正式成立之际，省城太原从四处延请并聚集了一大批德高望重的名老中医，如：当代伤寒名家刘渡舟生前极为推崇的伤寒大家，同时也是开中西医结合治疗急腹症之先河、"非手术疗法治疗宫外孕"的中医第一人李翰卿先生；山西名医，内、外、妇、儿各科无不精通，而尤精于傅山妇科的韩玉辉先生；出生于傅山故里，精通各科疑难杂症的名医大家白清佐先生；从省外延请而来的峨眉气功疗法传人、丹医大师周潜川先生……

于是，师老一有机会就去拜访这些名老专家，向他们学习请教。有一次他听说周潜川先生有道家秘传的《针灸大法》向不外传，他就通过给省领导治病的机会，烦请领导出面向周先生索要。时至今日，在师老传给我的《针灸大法》封面上还有那位领导亲笔手书索要过程的记录，今日读起来，不禁感慨万千！

师老一贯好学，凡听说哪位医者有一技之长，便不耻下问、登门求学，有时甚至到了"不择手段"也要学到医技的地步。师老曾讲述，20世纪80年代中期，他听说北京有位名医用针刺人迎穴的方法治疗五官科病症有奇效，于是当天下午便动身前往北京，坐汽车长达近10个小时终于到达了目的地。可是医生在给患者针灸，不允许其他人在场。于是，师老就让同行的年轻大夫装病人，师老则装家属，接受针灸治疗，借此暗中体验与"偷艺"；为了学习正骨推拿手法，师老也曾三上北京，拜访著名的正骨医师"双桥老太太"罗有明先生"偷师学艺"……

这不禁让我们想起了杨氏太极拳创始人杨露禅当年在陈家沟偷拳学艺的轶闻而对师老钦佩不已。

（三）注重实效，救人无数

师老不仅注重中医、针灸等经典的学习，而且特别重视针灸在临床的应用与疗效。他常说：理论来源于实践！这句话对于针灸而言尤为重要！不通过大量的临床实践，针灸、中医的许多理论都很难真正的理解！比如：针感、经气、窍穴等原本就来源于身体的感受。

1973年，师老被"下放"到芮城县的农村，后又被调到位于山区的昔阳县（"农业学大寨"中的大寨村就位于该县），直到1978年调回到太原山西省中医研究所之前，师老一直都在"第一线"的广大农村行医治病。由于当时的农村缺医少药，医疗条件十分艰苦，所以找师老看病的人经常是排着长队。也就是在那些年的临床实践中，师老不仅积累了大量的临床实践经验，同时也搜集到许多民间的偏方、验方以及医疗技术，如民间用钩针挑治羊毛疔的方法等。师老常说，他是在"上山下乡"的临床实践中成就的中医新九针疗法！也正是在师老的强烈建议及影响下，20多年前我也曾离开省会太原，先后去临县山区农村义诊，到孝义矿区出诊，后来还到晋城独立开办诊所数年。在此期间学到和积累了大量的临床经验，也使我对中医、针灸及许多病症有了更多"感性"的认知。

师老说，仅仅在昔阳县期间，他就曾先后在大寨镇、赵璧乡、李家庄乡以及大寨镇的洪水村等地举办过四期赤脚医生培训班，参加培训的人有数百名之多。培训班除了讲授中医、针灸等基础理论之外，主要学习的就是针灸疗法，也就是在那段时期，师老与有关人员共同编写了《针灸——昔阳县针灸培训班教材》一书，详见后述。

（四）研创九针，建针研所

1978年，师老被调回省城太原，任山西省中医研究所针灸科主任。1982年起，又被任命为山西省中医研究所副所长兼针灸科主任。山西省中医研究所成立于1957年，并汇集了一大批中医学专家，是当时山西省最权威以及集医疗、科研、教学为一体的中医专门机构。

师老到山西省中医研究所工作之后，眼界和思路都有了更大的扩展和提升，并开始总结之前的医疗经验，尤其是对中医九针之学开始做进一步系统的挖掘、整理以及研究、创新。于当年即整理出版了《实用针灸学》一书，随后又陆续发表了《九针的继承发展与临床应用》、《新九针在临床中的应用》等多篇论文。1983年，中医九针疗法通过了国家有关部门的鉴定，并获得了山西省科学技术成果奖。1987年，在世界针灸学会联合会的成立大会上，新九针疗法受到了国内外针灸专家的高度赞誉。1990年《中国针灸》杂志刊发了《中国针灸之大成——新九针（中国怀堂九针）问世》一文，正式向针灸界、中医界介绍和推广中医新九针疗法。

随着中医新九针的普及推广，以及在临床治疗、科研等方面获得的卓越疗效和成果，新九针开始逐渐受到医学界以及广大患者的关注和好评。为了进一步研究与应用新九针疗法，使其在临床治疗中发挥更大、更广泛的作用，师老开始四处奔走，希望成立专门的针灸研究与临床机构。1984年，在省委、省政府及有关部门的大力支持下，师老奉命创办了山西省针灸研究所，并出任首任所长。一直到1991年师老正式离休后，仍然担任名誉所长，并经常关心并指导针灸及九针事业的发展。

在山西省针灸研究所工作期间，师老进一步加大了对九针疗法科研及临床治疗的工作，先后整理发表了《针灸临床中辩证施用针具之初探》（1984年）、《九针初探》（1984年）、《怀堂九针》（1986年）、《新九针验案二则》（1986年）、《中国怀堂九针初探》（1987年）、《磁圆梅针的临床运用》（1989年）、《滞针术及其临床应用》（1989年）、《新九针疗法简介（十讲）》（1991年）、《师氏火针治疗腋臭的临床研究》（1992年）等数十篇论文。另一方面，师老带领全所人员开始进行所内所外、院内院外、省内省外、国内国外等新九针技术的专门培训与传承，曾先后举办数十期培训班与讲座，直接参加学习的人有成千逾万之众。

1993年，新九针及其针具获得了中国国家专利，这也标志着中医新九针已经成熟并迈向了新的高度！中华人民共和国专利局《发明专利申请公开说明书》中的摘要是这样写的：

一种新九针及其针具，它包括磁性圆梅针、毫针、梅花针、三棱针、铍针、锋勾针、镵针、鍉针、圆利针、火针（包括单头针，它又分细中粗；多头火针；火鍉针；火铍针）及配套器具微型酒精灯和针械包、毫针针盒。用九针形成独特的针灸疗法，发挥不同针具及其针法的特异性与整体性，治疗作用对200余种病症有显著疗效，尤对中风、截瘫、骨结核、静脉曲张、美尼尔氏综合征、各种脑外伤后遗症、癫痫、轻度脑动脉硬化、肛肠痔、腋臭等疑难症，疗效独特。

（五）著书育人，针灸泰斗

1991年师老正式离休之后，依然是离而不休、退而不休。家中每日"客满为患"，来自各地的求学者、求治者络绎不绝，师老几乎是来者不拒、有求必应。1997年，师老不顾年迈，又独自创办了山西怀堂九针研究所（后更名为山西怀堂九针专科门诊部），继续培养和传承新九针疗法以及运用新九针疗法为广大人民的健康事业服务。

除了治病之外，师老每日仍然继续新九针疗法的研究，并以师带徒的形式继续进行着新九针的培训与传承工作，作为后学者的我，便是在这个时期内跟随师老学习的。2000年，经多年整理、编写的《中医临床新九针疗法》一书由人民卫生出版社正式出版发行，这本书也成为了师老研究应用新九针疗法的代表著作而惠及后世！

师老常对我们说"生命不息，奋斗不止；以医为乐，永远进取"。师老一生，济世救人、医德广施，救人无数、育人无数！

2009年，师老被山西省针灸学会授予"针灸泰斗"称号！

2012年，师老在太原病逝，享年90岁。

2022年，是师老诞辰100周年，同时也是师老离世10周年，所以特别整理并编写了这本《九针从师录——师怀堂针灸临床带教纪实》，以表达对师老的怀念及感恩之情，同时也是表达对师老为针灸及新九针事业做出巨大贡献的崇敬之情！

三、学术思想

（一）辨证施针，九针配伍

《黄帝内经·灵枢·官针第七》："凡刺之要，官针最妙。九针之宜，各有所为，长、短、大、小，各有所施也。不得其用，病弗能移。"由此可见，不同的针具有着不同的功用和主治，如果在临床治疗中不懂得灵活选用最为对症的针具，所有的病症都只用一种针具进行治疗，那么就很难取得满意的疗效。这就是九针疗法的核心，也是师老对古代九针针具进行改进的现实意义与重要价值。比如古代针具由于受科学技术的限制，用生铁制成的针，既粗又缺乏韧性，针刺时不仅疼痛，而且易折、不安全。又比如焠刺时，如果用一般的毫针在火上烧，则只要点刺一次，毫针即不能再用了，所以师老将火针改用钨钢制作即解决了这些问题。

师老认为，熟练掌握各种针具的针刺技术及其主治病症，准确诊断各类疾病的寒热虚实，从而选用最佳的九针针具进行治疗，必能大大提高治疗的效果！当然，治疗某种疾病时，并不仅仅限用于一种针具，而是可以选择数种针具，并分主要针具、辅助针具等进行协同治疗。比如，师老治疗中风后遗症，一般先用梅花针叩刺头部、背脊及四肢经穴，然后再运用毫针针刺上肢的肩髃穴、曲池穴、外关穴、合谷穴，以及下肢的秩边穴、阳陵泉穴、足三里穴等，通常比仅用毫针治疗的效果显著很多。又比如，治疗面瘫后期的口眼歪斜，师老常先用镵针划割患者口腔黏膜数次并出血，然后再用梅花针叩刺面部患处，最后用毫针刺穴，如果患者局部怕冷，还可以配合火针治疗，这样综合治疗的疗效很好。

所以师老常说：《灵枢·官针》所言"九针之宜……不得其用，病弗能移"，我在此基础上再补充两句，如果善于运用九针治病的话，则可谓"若得其用，善起沉疴"！

（二）经络穴窍，九针基础

师老认为，经络学说是中医学最重要的组成部分，它贯穿于中医学的解剖学、生理学、病因学、病理学、诊断学及治疗学等各个方面。尤其对于针灸学而言，经络学说尤为重要。故《黄帝内经·灵枢·经脉第十》中说"凡刺之理，经脉为始"，《灵枢·本输第二》中也说"凡刺之道，必通十二经络之所终始，络脉之所别处，五俞之所留，六腑之所与合……"。所以作为针灸医师，必须首先对全身的经络、穴位以及关窍、特殊反应点等了如指掌，这不仅有利于九针针术准确合理的运用，同时也可以作为很多疾病诊断的重要依据。

师老一生，不仅摸索总结出对全身十四经穴、经外奇穴等在新九针疗法中独特的针刺及应用方法，而且总结出一套穴位诊断法，以及师氏夹脊穴的新九针应用等特殊的临床诊治方法。其具体的内容请参阅师老所著《中医临床新九针疗法》一书的相关论述，此处从略。

（三）针灸药物，推拿为伍

师老常说"一针二灸三吃药，推拿按摩不能少"。我在多年跟随师老学习的过程中，结合自己所学，认为师老所言，乃是指在具体的临床治病之中，从疾病的轻重缓急，以及疗效的快慢角度而言的。

对于很多危重及急性病症而言，针刺的作用最为迅疾，所以说"第一用针"。艾灸的作用是"祛邪"而"不伤正"，甚至无论寒热虚实，皆可灸之，故"第二用灸"。药物的作用在于从内而外、补偏救弊，药力强大，但药效略缓，且若用之不当，极易伤正，故"第三用药"，"中病即止"。推拿按摩，矫正身形、循经导气，高明者确可"手到病除"，但"明医"百无一人，故大多沦为一种辅助治疗的手段而已，故曰"推拿为伍"。

此外，师老认为，作为医者，实应兼通各种疗法，只有精通"十八般武艺"，才有望对治疾病的千变万化！

（四）活动死懒，流水不腐

在日程生活中，师老常说："活动活动，要活就动"、"死懒死懒，要死就懒"。这句话虽然非常简单、通俗，但却深含"动静之理"。尤其对于有形有质的身体以及脏腑、器官、组织等而言，"用进废退"、"生命在于运动"之理正在于此。所以我们要经常进行合理的运动，才能保持身体的健康及各部功能的正常。如果把我们的身体看做是一部机器的话，医生以及所有的医疗、养生方法，就是这部机器的维修者、维护者。这部机器如果长期搁置、长时间不动，自然就会出现老化、退化，甚至损害的现象。这也正是古人所说"流水不腐户枢不蠹"的道理。所以师老对我从事研究及传播中医导引疗法的工作非常支持，并说中医导引疗法与中医九针疗法，都属于中医最主要的疗法之一。尤其到晚年，师老一直积极呼吁要重视非药物疗法及养生法的研究，特别是针灸经络在治疗及养生方面的基础研究与应用。

师老在治病及研究针灸之余，自己也积极学习、整理与研究中医导引养生方法，并身体力行、付诸实践。还在古代医学经典及有关老师所传导引养生术的基础上，整理、自编出一套用于自我锻炼的健身养生功法，每日习练，坚持不懈。诸如转头、拽耳朵、干洗脸、暖眼睛、转眼球、鸣天鼓、转手腕、甩手、数指头、出空拳、行路蹬腿、击打承山、转脚、两手攀足等，具体功法详见后述，此处从略。

（五）饮食有节，乐观大度

师老常说，无论是治疗疾病，还是养生延年，都要注意饮食有节。如神医扁鹊曾说"安身之本，必资于食。不知食宜者，不足以存生"。所以传统中医学中有食医、食治、食养、食饵等饮食营养的专门学问，而饮食不节，往往也是导致人体得病的一大原因，正所谓"病从口入"耳。对于日常的饮食，师老讲究饮食有节，不能过饥过饱；要食有定时，不能饮食没有规律；要荤素搭配，多吃杂粮；还总结说饮食要"多吃素，多吃醋，少饮酒，大葱、大蒜经常有"！

此外，师老认为"养心"、"养性"也是养生治病的重要内容。《黄帝内经》中说"百病生于气也"。所以平时要尽量保持乐观大度、心胸开阔的态度，遇事不要斤斤计较、自寻烦恼；生活中不记小人、光明磊落；待人接物要以人为本、仁德并重；还可以培养爱好，怡情养性。师老闲暇之时，也喜欢写字作画，借以缓解压力、陶冶性情。

四、主要著作

（一）《针灸——昔阳县针灸培训班教材》（1974年）

由昔阳县革命委员会卫生局组织编写的《针灸——昔阳县针灸培训班教材》一书印行于1974年，是针对广大农村赤脚医生进行针灸培训的专门教材，所以全书充分体现了简便易学、实用有效等时代特点。当时正在该县下放插队的师怀堂老师，担任着昔阳县针灸培训班领导组组长，所以全书的很多内容，尤其是临床治疗的部分，主要是师老的学术经验（图2-1）。

署名杨安泉撰写的《后记》全面客观地介绍了编写本书的概况，并有着当时特有的时代气息和年代感，近50年后的今天读起来，别有一番滋味。特将《后记》全文附录如下：

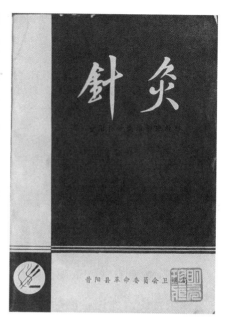

图2-1　针灸-昔阳县针灸培训班教材

《针灸——昔阳县针灸培训班教材》

后　记

杨安泉

1974年6月于昔阳针灸培训班

丹医子张明亮

2022年1月3日重新录入辑校

本书的前身是昔阳县针灸培训班教材（油印稿），由于时间仓促，内容较简单。经过一年多的培训工作，我们和农村广大赤脚医生建立了感情，深深感到为他们编写一本通俗实用的针灸参考书的必要。因此在广泛征求学员们意见后，参考了有关医学著作，根据我们对针灸临床的体会，编写了本书，主要供农村针灸人员参考使用。

本书分上下篇。上篇介绍针灸的基本知识及二百个穴位，对穴位的部位及取穴方法，尽可能加插图说明，由于时间仓促及编者非专业绘图人员，插图的绘制比较粗糙。上篇还介绍了艾灸、拔火罐、火针、三棱针、梅花针、头针等。头针全部采用山西省稷山人民医院编著的《头针疗法》一书中的第三章，未加任何删节补充。上篇第十四章是穴位诊断法，利用经络穴位来诊断疾病，这是针灸医学的特色，古今针灸著作都有论述，但究竟什么疾病诊断哪些穴位？什么穴位提示什么疾病？各书都不够具体，难以应用于临床，这次我们参考了有关书籍，根据自己的点滴体会，编写了穴位诊断法这一章，作为临床应用的尝试。

下篇介绍了一百种常见病症的针灸疗法，根据农村赤脚医生的需要，对有诊断价值的疾病症状详加阐述，同时介绍了中医对本病的认识。治疗部分采用昔阳针灸培训班领导组组长师怀堂大夫的临床经验，不依袭其他针灸著作。师大夫是原山西省针灸学会主任，行针灸术近三十年，有丰富的针灸临床经验，尤精于梅花针、火针。师怀堂同志在党的培养关怀下，在毛泽东思想指引下，努力学习继承祖国医学，善于接受新事物，在针灸手法、针灸配方等方面究研甚有心得，能根据患者病情辨证配穴，施用不同手法，控制针感传导方向，使患者病情迅速好转或恢复健康，深受广大工农兵群众的赞扬。近年师怀堂同志立志普及推广祖国医学的针灸术，热情培养针灸新苗，毫不保留地传授其三十年的针灸临床经验。本书的各种疾病针灸治疗配方，经昔阳县针灸培训班第一、二、三期广大学员临床应用，证明大部分是确有良效的。

下篇的最后部分是病例，原是附于各种疾病治疗的后面，后考虑其篇幅较多，故单独编排成章。病例中有学员的部分治验例，使本书生色不少。昔阳针灸培训班学员结业回村后，大都积极开展针灸工作，取得了良好的成绩，有不少病例是很生动的，惜限于时间，未能编入，我们准备本书正式刊印时，大量采用同学们的病例。

昔阳县针灸培训班工作及本书编写，是在昔阳县革委领导下进行的，县领导给予我们大量的支持及关怀，使本书的编写工作能胜利完成。我国针灸界老前辈朱琏同志对我们的工作给予很大鼓励和关怀，特此致谢。

（二）《实用针灸学》（1978年）

师怀堂编著的《实用针灸学》一书，于1978年由山西人民出版社出版发行，全书约30万字（图2-2）。师老在该书《前言》中详细地介绍了本书的编写过程，其中说到："早在一九七三年，我们在昔阳举办了五期针灸培训班，巩固了合作医疗，对继承和发扬祖国医学作出了贡献，有力地促进了农业学大寨运动和卫生革命。为了把昔阳的经验推广到全省，编写了此书。其内容是根据我在山西省昔阳县针灸培训班《试用教材》的基础上，加以补充、修删而成

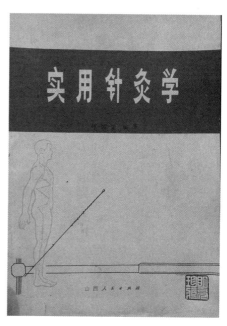

图2-2　实用针灸学

的。由于这次培训对象有所不同，这些同志回去后，除担负基层针灸培训普及工作外，还要担负针灸经络的原理研究任务，所以在其内容上，对经络学说一节作了较详细的介绍，增补了十二经脏腑辨证。另外，扼要摘述了国内外当前对针灸经络原理研究的资料，以供同志们参考；同时也扼要编写了以经络学说为指导，所创造出来的其他疗法（耳针、头针……等）。最后附有

部分临床验例，以供学习时参考。"

（三）《中医临床新九针疗法》
（2000年）

由师怀堂主编的《中医临床新九针疗
法》一书，于2000年4月由人民卫生出版
社出版发行（图2-3）。该书是师老中医
新九针疗法最权威的一部著作，洋洋近
40万字，集师老50多年运用针灸及新九
针治病的经验，并将理论与实践操作有
机地融为一体，非常便于读者学习与运
用，且简单易学、安全有效，是广大中
医临床工作者及中医爱好者学习新九针
的重要参考书。

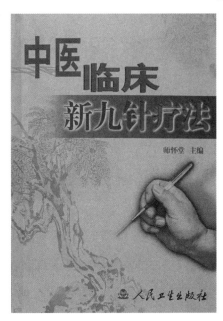

图2-3　《中医临床新九针疗法》

五、论文摘录

师老一生，笔耕不辍，曾先后发表百余篇学术论文。本着具有学术代表
性、时间标志性、简单实用性等的原则，兹摘录师老数篇文章如下，并做简
要按语，供广大读者参阅学习。

（一）《梅花针刺后贴胶布治疗牛皮癣56例的疗效观察》（1964年）

《梅花针刺后贴胶布治疗牛皮癣56例的疗效观察》一文，发表于《山西
医学杂志》1964年第4号。该文介绍了以梅花针为主要针具治疗56例牛皮癣疗
效的观察，文中所述牛皮癣为中医病名，包括现代医学中的神经性皮炎、牛
皮癣等多种皮肤疾病。本文似为目前发现师老公开发表时间最早的论文，兹
摘录全文如下：

梅花针刺后贴胶布治疗牛皮癣 56 例的疗效观察

山西省级机关公费医疗院 师怀堂

原载于《山西医学杂志》1964年第4号

张明亮 重新录入辑校

牛皮癣，又称顽癣或称鱼鳞癣，是一种比较常见的皮肤病，且病情顽固，大部份患者是久治不愈，甚有终身不愈者。

诊断要点及特征

1.本病是一种损害皮肤的病变。发病部位的皮肤呈现角化现象，先起成片的丘疹，色较平常皮肤稍红，继则丘疹密集呈暗红或褐色，有的互相融合形成斑片，皮肤肥厚；有的呈现豆粒或粟米大丘疹隆起，都与健康皮肤有明显的境界。日久则皮坚韧，有脱屑，这是本病的特征。

2.发病部位多见于颈项两侧，肘膝关节周围，和臀部两侧，其它部位如：足跗两侧，股部，阴囊部。发病时，通常为左右对称性的分布。有的是开始一侧发病，过一时期对侧渐起，亦有个别患者始终为单侧发病者。

3.本病有明显阵发性瘙痒，有时很难忍受，尤以夜间为甚，影响睡眠，间接地影响着白天工作和学习。久之，对身体健康也会受到影响。如患者精神愉快、生活规律则自觉病轻，瘙痒也轻；如精神紧张或过累，或受刺激，（焦虑恐怖等）及骤然改变生活习惯等，则病损扩大，瘙痒也随之加剧。

4.本病与气候变化有关，如天阴下雨或气候突变时，则患部瘙痒加剧，搔抓时有白色皮屑脱落，破后内有粘黄液渗出，或有针尖样血痂，皮肤粗糙变厚，上有纹状皱裂，如牛颈之皮故称牛皮癣，或称鱼鳞癣。病期过长则不易根治，有的成为终身性病苦。偶而因搔破护理不当，受到细菌感染，可续发疖肿、淋巴结炎等并发症。此病治疗方法，至目前为止，中西药及民间单方向无可靠的治法，因而，民间流传着一句俗话，"大夫不治癣，治癣便丢脸。"充分说明了此病的难治程度。

古今对此病治法很多，综合各地单方、验方，都不外乎内治和外治两种。在内治方面：中药有防风通圣散，二妙九等。西药如溴剂、钙剂、镇静剂。外治方面，其法更多，西药有止痒剂、角化软化剂及近来出品的考地松软膏等，另外有组织疗法以及理疗方面的水疗，紫外线疗法，X光局部照射，还有中药的熏药、擦药等疗法。本病治法虽多，但据我科经验和了解到的，满意的效果甚少，以上治法有的比较有效，而复发病例不为少见。这与我们对以上治法经验不足和操作技术可能有关。

1960年秋，我科开始试用以梅花针治疗"牛皮癣"，经初步试用，对病灶面积小、发病时间短的，效果满意。但对年远日久、患部面积较大，皮肤粗糙皱裂纹深者则效果欠佳，且在打刺后每有血点渗出，次日仍有痒的感觉，同时由于患者用手直接搔抓患部，还给患者带来血迹污染衣服的缺点。为了避免这一缺点，打刺后则在患部用绷带包扎，但绷带包扎仅能用于四肢，对臀股部及阴囊部则不易包裹。后经多次实践，最后采用胶布粘贴，此法不但不受部位所限，且易于操作，至再次复诊时，患者自述打刺后粘贴胶布处没有发痒，将胶布去掉后，发现胶布内面粘满皮屑、血痂，患部皮屑几乎全部脱落，同时出现新的组织，照此法治疗一般连续五次即可治愈。

梅花针打刺后粘贴胶布，两法合用治愈顽癣是我科在临床实践中的偶然发现，经过56例的实践，治愈率为87.5%，至于粘贴胶布，能够止痒，又能促进治愈的机制，我们尚未弄清，尚待今后研究。

操作方法

1. 持针手势：用右手紧握针柄，末端抵至术者"大陵"穴，食指按在针柄背面中部。中指及无名指夹住针柄外侧，拇指紧贴针柄内侧，手和针柄固定好，打刺时必须针尖垂直、平稳、有力，如鸡啄食样进行上下弹刺。

2. 打刺法：一般分为轻、中、重三种不同的手法。临证时看病灶的轻重程度，采取不同的打刺手法。如角化程度严重，给予重打刺；较轻者，中打刺；对病灶边缘用轻打刺。但均宜达到微血点渗出为度，刺毕，将血点用消毒干棉球擦净，再以胶布贴之（必须贴紧）。为了防止个别患者对胶布有过敏反应，对初次就诊者，先做胶布过敏试验。试验方法应以相当病灶十分之一大的胶布贴于病灶中心。待次日将胶布撕下，察其有无红肿和水泡反应。有者为阳性（＋），无者为阴性（－）。

3. 打刺次序：一般要求由外向内用旋转螺旋式的打之。但有年远日久，病灶皮肤变厚，形成不规则的点片状互相融合，轻重交杂的病变，则应先打刺病灶边缘。然后先打刺轻处，后打刺重处为宜。在每次治疗时，还应配合打刺背部俞穴、八髎穴及华陀夹脊穴（经外奇穴）以调整全身机能，激发营卫调和，促进体内新陈代谢，有助于早期治愈。每个穴位打刺的次数最多不超过15至20下，以穴位处红晕为度，不可出血，配打俞穴时，应根据患者体质的强弱，给予轻重不同的打刺手法。

注意事项

①梅花针，针尖必须严格消毒以防交叉感染。消毒方法用酒精灯或

用棉球醮95%酒精燃着烧针尖，以针尖烧红为度。

②未打刺前先以75%酒精棉球在病灶部进行消毒由内向外擦之。待干后，再行打刺。

③如遇有个别患者对胶布有过敏反应则严禁患部贴胶布。单用梅花针打刺即可，其效果较差些。

④如局部有合并症者，则应先治合并症，待合并症愈后再进行本法治疗。

典型病例

患者，陈××，男，43岁，干部，于1962年10月28日就诊。

主诉，两肘关节周围有皮癣，时常发痒，天阴时痒烦难忍，已有七年之久，曾在山西省人民医院及本省长治专区人民医院治疗很久，时好时发，终未治愈。

检查：两肘部4×2厘米皮肤表面粗糙，有皱纹及白色鳞屑，边缘有红晕，瘙痒。

诊断：牛皮癣。

治疗：经梅花针在局部打刺有微血点渗出，粘贴胶布，并配打背部俞穴，连治六次全愈，至今未再复发。

例2：

患者，田xx，女，干部，于1961年11月就诊。

主诉：右侧颈项部皮肤粗糙变厚，时常发痒，抓破后有黄水渗出，已三年余。经外科治疗日久，不但无效，且痒面扩大。

检查：右侧颈项部有6×4厘米大一片，表面粗糙，有皱纹及白色脱屑，皮肤变厚。

诊断：牛皮癣。

治疗：单用梅花针打刺三次效果不明显，第四次打刺后局部加贴胶布，其效很显著，癣面大有好转，烦痒大为减轻，同时配合打背俞穴连续治疗十五次痊愈，于1964年6月追访未见复发。

病例分析：

我科用梅花针打刺法，治疗顽癣56例，分析如下：

一、性别：男41例，女15例，患者男比女多。与其它神经性皮炎报告一致。

二、年龄：20岁以下者2例，21至30岁18例，31至40岁24例，40岁以上12例，患者年龄以中年和五十岁以下者居多。

三、职业：以机关职工为多。

四、病期：一年以内的7例，一至五年32例，五至十年10例，十年至十一年7例。

五、类型：单侧发病7例，对称性49例。

六、发生部位：颈项22例，颜面及耳前后2例，肘关节周围12例，臀腿6例，膝关节周围5例，足跗4例，股、阴囊不止一处的5例。

七、疗程：看病情轻重，每隔三至五日治疗一次，直至治愈为终。

八、疗效观察：如下表：

病期案例数 疗效	痊愈	显效	减轻	未愈	效果不明	小计
10年以上	7					7
5年以上	8	1	1			10
1年以上	29	2			1	32
1年以内	5	2				7
合计	49	5	1		1	56
百分比	87.5%	9%	1.75%		1.75%	

九、疗效标准：

①治愈：没有痒的感觉，苔癣样变化完全消失，皮肤恢复正常，或色素沉着过一段时间，自然消失无复发现象。

②显效：局部皮肤已变软，大部分已经趋向正常，痒感轻，或已不痒。

③减轻：痒感减轻，皮肤粗糙，部分消退。

讨　论

牛皮癣是一种相当顽固难治的皮肤病。由于发病原因不明，故无特殊疗法。一般使用药物，组织疗法，封闭疗法，睡眠疗法，及X光线治疗等。今以我科经验治愈率为87.5%，无一例复发，若与其它疗法对比，则认为此法较简便且效果较好。希同道试用，不当之处，尚希指正。

（二）《九针的继承发展与临床运用》（1981年）

《九针的继承发展与临床运用》一文，原载于《中医杂志》1981年第3期，根据该文署名及内容可知：第一，师老此时工作单位为山西省中医研究所；第二，由此文可以看出，九针及新九针之学已经初具规模。为了便于读者了解九针的发展历程及其"雏形"，兹将全文附录如下：

"九针"的继承发展与临床应用

山西省中医研究所 师怀堂

原文载于《中医杂志》1981年第3期

丹医子张明亮 重新录入辑校

针灸学是祖国医学的重要组成部分。远在旧石器时代末和新石器时代中，我们的祖先就开始用石器（砭石）治病。商周以后，随着冶金技术的发展，促进了针具的进一步改进，青铜针、银针、金针、铁针都相继问世，其种类也随之增多，古之"九针"可能就是这一时期之产物。

"九针"首载于《灵枢·九针十二原》，即镵针、员针、鍉针、锋针、铍针、员利针、毫针、长针和大针。由于其针型各异，治法有别，进一步扩大了针治范围，提高了治疗效果，有力地推动了我国针灸学的发展。但由于后代医家，只注重毫针，忽视了对其它针具的应用，以至近代对"九针"的综合运用处于名存实亡状态。

为了继承发掘古代针具施用的宝贵经验，笔者以《灵枢》"九针"为基础，学习民间疗法，改制为八种针具，针对不同疾病，施用不同针具和手法，取得了初步成果。现简介如下，以供同道参考。

一、梅花针

针具：梅花针是一种浅刺皮肤的治疗工具，《灵枢》"九针"无此记载，后人根据《内经》"半刺"、"毛刺"、"扬刺"等刺法的需要而制作。其构造一般是在一根小棍上嵌入5～7枚小针。装五枚者称梅花针，装七枚者称七星针。名称各异，作用相同。我于临床实践中加以改进，针柄采用尼龙制品分两节组成，每节4寸左右，接头处用螺旋口衔接，用时连接，用后分开。针头用不锈钢制成，改过去锐尖为钝头。

操作方法：针刺前，针尖放在酒精灯上烧灼，叩刺部位用75%酒精棉球消毒。右手食指伸直，压在针柄上，其它四指握住针柄，针柄的尾端放于腕横纹上，针头对准叩击部位，均匀地运用腕部弹力。轻叩、快叩属补；重叩、慢叩属泻。

叩打部位：按照经络的循行路线进行叩打。四肢肘膝以下诸经，重点叩打俞穴。在疼痛点及病变局部常重点叩打。

治疗范围：一般疾病均可使用。此针疼痛较少，尤适用于小儿患者。

病案举例：韩××，男，61岁。1974年2月7日就诊。家属代诉，两肘关节处有干癣已数年，久治不愈，天阴下雨时瘙痒难忍。检查：癣在两肘关节外侧，大小均约为5×4厘米，与正常皮肤界线分明，诊为神经性皮炎。以梅花针叩打局部，3天叩打一次，叩打7次痊愈，至今无复发。

二、员针：

员针为古代"九针"之一，长一寸六分，针尖卵圆，针体如圆柱。笔者参考《灵枢》记载的特点，作了一些改进。

针具：针头分大小二型，长约一寸左右。大者针尖如豌豆粒大，小者较绿豆粒略小。针身约长7～8寸，用钢管或铜管制作，直径约1厘米。距体端5分左右有一小孔，可装针头。

操作方法：叩打手法与梅花针稍异。右手紧握针体，呈半握拳状，叩打时亦用腕力，但手腕不是直上直下，而是稍加倾斜。叩时拇指面向外，均匀弹击叩打。轻叩、慢叩属补；重叩、快叩属泻。

叩打部位：以循经叩打为主。一般慢性病常十四经全叩，与疾病有关的重要经穴则需重叩，但遇头部及肌肉不丰满或有重要脏器处则应轻叩。

治疗范围：多用于里虚证，以补为主。治疗慢性疾患疗效较好，也可治疗一些外伤、扭闪而未伤及内脏器官或骨骼的疼痛。

病案举例：黄×，女，60岁，1980年1月11日就诊。主诉：昨日坐汽车下车时，被车门挤压右足踝关节，随即红肿疼痛，步履艰难，今日红肿青紫更甚。经用员针在左手腕同经处按压，同时叩打右足踝疼痛点。隔日叩打一次，连治两次后，肿胀、疼痛消失，步履复常。

三、磁员针

磁员针系在应用古代员针的基础上，吸取近代磁疗法特点而改制成的一种针具。

针具：同上述员针。但其针头改由磁铁制成。

操作方法：同员针。顺经轻叩为补，逆经重叩为泻。虚证用北极，实证用南极。

叩打部位：同员针。

治疗范围：同员针。并可治轻度静脉曲张及鹅掌风等。

病案举例：王××，女，14岁，学生。于1980年2月就诊，主诉：从小每晚尿床数次，经多次诊治无效。检查：精神不振，面色无华，脉沉细，尺部尤甚，舌淡、苔白。用磁员针北极端重叩气海、关元、鸠尾、夹脊、八髎、三阴交、中极、风池、哑门、百会、脾俞、肾俞、膀胱俞等穴。并循任脉、足太阳、足少阴经叩击。隔日治疗一次。叩后当天晚上即未尿床。共治六次，随访半年未再复发。

四、锋勾针

锋针为古代"九针"之一，长一寸六分，刃三隅，即今之三棱针的前身。勾针以针端有勾而命名，用以勾割皮下结缔组织纤维。笔者综合两者特点制成，故取名为锋勾针。

针具：由不锈钢制成，长约4寸，针体中间较粗，两端渐细，针头勾回，勾尖锋利长约一分许，三面有刃。两端勾尖大小略异，根据不同部位及病情而选择使用。

操作方法：选好穴位，常规消毒，针具勾刺端放于75%酒精内浸泡后取出使用。用左手食指和中指绷紧所刺部位之皮肤，右手迅速将针尖刺入。若为放血，可直下，速刺速出；若为勾割，可先直刺入皮下，再倾斜针体至60°，然后上下移动，即可听到割断皮下结缔组织纤维的嚓嚓声。拔出针尖，用酒精棉球按压即可。

针刺部位：局部放血可取十宣、十二井穴和人中等。疼痛麻痹、局部功能障碍而病程较长者可局部勾割，勾割穴位有肩三针、曲池、外关、阳陵泉、昆仑等。应注意大椎、风池、哑门、风府、天突等穴不能深刺。

治疗范围：用于治疗一些慢性疾患而有局部功能障碍或顽固疼痛者，如肩关节周围炎、神经性头痛、腰肌劳损等。也可用于治疗一些急性感染性疾病，如急性结膜炎、扁桃体炎、咽炎等。

病案举例：杨××，男，1980年5月14日初诊。主诉：左侧太阳穴闷痛2月余，下午疼痛加重，阅读书报后更甚。检查：发育良好，精神一般，血压140/90毫米汞柱，左侧太阳穴处按之有跳动感，脉沉缓有力，舌质略暗，有散在瘀点。用锋勾针勾割大椎、天柱（双）、风池（双）、太阳（左），并在太阳穴处挤出紫血。隔日后再诊，疼痛减轻，再以前法治之。共治5次，疼痛消失。2个月后随访，无复发。

五、三棱针

由古代"九针"中的锋针发展而来。用于放血泄络，凡络脉涩滞，血瘀不通者均可刺之。

针具：市上有售，长约3寸，针柄作圆柱形，针头呈三角形，三边有刃。

操作方法：右手拇、食指捏住针柄，中指顶住针端，露出针尖0.5～1厘米（需要刺多深则露出针尖多长），持针斜置于点刺穴位处，然后把针尖对准穴位迅速刺入，随即退出，出针后不按针孔，任凭紫血自流，并轻轻挤压点刺部位附近皮肤，帮助排出紫血，待紫血排尽呈红血时，用消毒棉球按压针孔，其血即止。若刺肘窝、腘窝等处，可先在该部位上下挤压，迫使郁血积聚，以便施术。

点刺部位和治疗范围：点刺放血用于实证和热证，临床应用较多。如瘀血腰痛刺委中；久痹刺痛处；喉痹刺少商、商阳；中暑、中风闭证刺十宣、人中；目赤、头痛刺太阳、印堂等。本法也可用治一些皮肤病。点刺放血适用于实证，凡气血两亏、贫血、外伤大出血者及妇人产前产后皆不宜用此法。

病案举例：韩××，女，1岁，1974年3月6日初诊。出生2个月后，头部前额及枕部出现小疹，流黄水，结黄痂，痂积厚有5毫米，治疗无效，诊为小儿胎毒（小儿湿疹），于脚后跟穴、尺泽穴和委中穴用三棱针放血。8天后头部干痂脱落，至今未再复发。

六、镵针

镵针为古代"九针"之一。据《灵枢》记载，长一寸六分，头大末锐，形如箭头。

针具：由不锈钢制成，分针柄、针体两部分，针柄长12厘米，针体长1厘米。针体呈箭头形，尖端锋利。

操作方法与施针部位：本针主要使用其锋利之刃，在口腔颊粘膜上的横形索条状白斑或紫斑上行垂直划割，至割出血（稍出血）为度。并以1厘米距离为准。在治疗皮肤疾患时，可用针尖轻微划割耳背静脉。亦以稍出血为度。一般划割2～3处浅静脉。

治疗范围：主要用于治疗胃肠疾病、口腔白斑以及湿疹、脓胞疮等皮肤病。

病案举例：陶××，男，64岁。因患慢性肠胃炎3年，并发口腔粘膜白斑，遍治无效，于1976年6月来我所就诊。经用镵针于颊粘膜斑条处划刺3次，粘膜白斑消失，胃病遂愈。

七、火针

火针系由古代"九针"中之大针改制而成，是由特制的粗针，烧灼后迅速刺入一定部位以治疗疾病的一种方法，《内经》称为"焠刺"。

针具：针体多为铜或不锈钢制作，一般长约3～4寸，直径为0.5～1毫米（常用24~26号针）。针柄多为骨质所包，以免烫手。我用之火针，针体皆为钨制，长约1~2寸，可免高温点刺时针体弯曲之虑。

操作方法：针刺部位常规消毒，根据病情和所刺部位，选用不同直径和长短的火针。为取穴正确和点刺安全，可在点刺部用紫药水事先标明。将火针置酒精灯上烧至白而发亮时，迅速刺入穴位。针体烧灼的长短与刺入的深度相等。刺时针身须直，速度要快，重要脏器附近和面部穴位须轻轻点刺。刺入后迅速起针，起针后速用酒精棉球按压局部针孔。

治疗范围：主要用于治疗虚寒阳衰之证，如慢性肠炎、慢性胃炎、寒湿痹证以及面神经麻痹等。某些外科疾病如骨结核、颈淋巴结结核、良性囊肿、腱鞘囊肿以及乳腺炎脓肿已成者也可应用。

病案举例，斑××，男，26岁。于1968年6月15日被担架抬来诊治。主诉：全身关节肿痛，发热3天，经服激素和抗风湿药，病情未减。检查：发育中等，营养一般，心肺未见异常，两肘、两腕、双手指关节、两膝踝关节均肿胀，不能屈伸，脉细数。收入病房治疗。取穴华佗夹脊、八髎、曲池、外关、阳陵泉、阳池、阳溪、鹤顶、丘墟、照海等，用火针酌情更替针刺。每3天治疗1次。火针点刺3次后，肿胀渐消，可下床扶拐行走。点刺9次后，肿胀消失，可行走。共治16次，痊愈出院。9年后随访，未见复发。

八、毫针

此针为临床所最常用者，它取法于古代"九针"中的毫针和长针，目前普遍应用于治疗各种疾病，远远超越了《灵枢》"九针"中所治"痛痹"的范围。市售毫针皆为不锈钢所制，其长短有0.5~6寸九种，型号有26~34号八种，其中以1.5~3.5寸长度和26~30号粗细针最为常用。

我在临床常用的补泻手法以提插、捻转为主,辅以迎随之法。具体做法为,①补法:循经络走向进针。使用细针、弱刺激。用提插法时轻提轻按;用捻转法时捻转幅度小,速度慢。以患者感觉轻微舒适为度。②泻法:逆经络走向进针。使用较粗针、强刺激。用提插法时重提重按,提插速度快;用捻转法时捻转幅度大,速度快。总之刺激较为强烈。③平补平泻,即中等刺激,介于强刺激和弱刺激之间。

为了加强毫针的针治效果,我常采用下列手法:

(一)滞针手法:是使针感持续保持强烈反应的一种手法。手法滞针与针刺意外所发生的滞针有区别。其不同点在于手法滞针只有针尖与周围组织缠住,而针身并不相缠,起针时只需轻轻倒捻几次即可顺利地出针。操作方法如下:进针后,以左手食指和中指紧压穴位两旁,右手拇指和食指指腹持针,中指尖按压穴位上部,与左手食、中二指呈等腰三角形。三指将穴位皮肤绷紧。当右手拇、食指将针缓慢刺入所需深度,捻转提插得气后,即向同一方向捻转针,切勿来回捻转。同时慢慢将针提动,手下即有沉紧的感觉,直至针捻不转、拔不动,医者感到针下十分沉紧,病人诉说针感十分强烈时即可。滞针手法不宜应用于虚弱病人。局部疼痛麻痹病人或术后粘连者用此手法疗效较好。

病案举例:王××,女,30岁。1974年3月5日初诊。主诉:半年前作"子宫切除术"后,小腹经常隐痛,不敢直立,咳嗽痛剧。诊断为手术后肠粘连。取阿是穴,用滞针手法,当针尖滞住后,猛抬左手食指,使针下组织强烈震动。如此反复数次,至病人感局部有撕裂样疼痛为止。起针后,再提手术处肌肤,牵引痛消失,腰部也能伸直。针刺3次后,症状消失。半年后随访,患者一切正常,已上班工作。

(二)多针浅刺法:此法综合《灵枢》"齐刺"、"直针刺"和"浮刺"三法之特长,三针齐下浅刺,以治寒痹之邪在络者。此法治面肌痉挛有显效。

病案举例：范××，男，18岁，1980年6月初诊。主诉：1977年发现左侧下眼睑及左面部痉挛性抽动，呈进行性加剧，逐渐发展为左侧整个面部抽动，并由间断性发作转为时时抽动，流泪，视物不清，诊为面肌痉挛，遍治无效。取穴承泣、瞳子髎、攒竹、四白。以上四穴每穴吊针三支，留针45分至1小时。共治7次，面肌痉挛未再发作。

（三）透穴法，即从一穴进针，得气后，以不同角度轻轻捻转行针，使针尖到达另一穴位。如地仓透颊车治面瘫，率谷透太阳治偏头痛，外关透内关治上肢腕痛，阳陵泉透阴陵泉、合阳透承山、悬钟透三阴交等治下肢不同部位疼痛。

病案举例：张××，女，21岁。主诉：6天前突然口角左歪，右眼不能闭合、流泪，3天后右面颊麻木，言语、饮食均受影响。检察：右额纹消失，右眼不能闭合，口角流涎，说笑时口角左斜更甚，右侧面肌无表情运动，右鼻孔无分泌物。诊断为面神经麻痹。治疗：阳白透鱼腰（右），鱼腰透丝竹空（右），承泣透四白（右），地仓透颊车（右），地仓透承浆（右），地仓透迎香（右），并针风池（双）、合谷（双）、人中。以上各穴交替使用，中等刺激，留针30分钟。治疗10次痊愈。

九、小结

综上所述，"九针"之用，各有所宜，如能审察病情，区别虚实，相互有机配合，则见效更速。如同一肩周炎，若患者体力强壮，唯上臂举伸障碍，则可侧重于锋勾针，在局部勾割以泻之，再以毫针刺肩髃、曲池、外关以疏通经络；若患者年老体弱，遇寒臂疼更甚，则应以毫针补对侧足三里、阳陵泉，而以火针局部点刺。又如同为腹泻患者，若因湿热下注，则应以毫针泻之；若脾胃虚寒则宜以火针温之。

（三）《新九针在临床中的应用》（1985年）

《新九针在临床中的应用》一文发表于《天津中医》1985年第1期，似为师老最早公开发表有关"新九针"的论文，兹将全文附录如下：

新九针在临床中的应用

山西省中医研究所 师怀堂

原载于《天津中医》1985年第1期

丹医子张明亮 重新录入辑校

《灵枢·官针第七》对辨证施用针具十分重视，明确强调随证施用针具的要妙所在，如"九针之宜，各有所为，长短大小，各有所施也，不得其用，病弗能移"。笔者在近四十年针灸生涯中，专志于"九针"临床应用，进行辨证施用的研究，试作初步探讨如下。

一、针具的继承与革新

（一）镵针，亦称箭头针。古代对镵针的造形、功能作用、治疗机理等，论述虽不详尽，但有记载。如《灵枢·九针十二原》曰："镵针者，头大末锐，去泻阳气"等。我在此基础上，加长针柄，便于操作，针柄选用有机玻璃，长10cm，针体为钼质金属，长4cm，直径为0.3cm，钼质针体部分嵌于有机玻璃柄内，外形美观，使用顺手，针体的末端延伸为0.5cm长之箭头状锋利针头，可用酒精灯直烧，消毒彻底，延长使用寿命。

操作时，先将划割部位及针具消毒，而后以锋利之刃，根据需要在不同穴位及反应点上施术，将拇、食、中指以持钢笔式握持针体划割皮肤，至微出血为度。划割方向是顺经脉循行走向，划痕长度以1cm为妥。

主治外感疾病及割刺排脓，如外感风邪，中风口歪，多种胃病而表现有口腔内颊粘膜白斑或紫斑者（局部划割），以及湿疹，脓疱疮等。

（二）圆针，亦称为圆头针。如《灵枢·九针十二原》载："圆针者，针如卵形，揩摩分间，不得伤肌肉，以泻分气"等。我在此基础上，改成28cm长之锤形，并加磁铁，可以用作捶击、扣打，便于操作。具有磁疗、圆针和梅花针的综合作用。磁圆针柄为合金铝所制，轻便美观耐用，分两节，由螺旋丝口衔接，前节较细，长12cm，后节较粗，长10cm，针头长6cm，头两端为针尖，在两端针尖的上方各嵌有三千高斯的稀土钴永磁铁，针头一端形如绿豆大圆粒状，名曰磁圆针，另一端形如梅花针头状，名曰磁梅花针。

操作时以右手紧握针柄，右肘屈曲为90°，以右手腕部之上下活动的力量，循经扣击穴位，每穴反复扣击五至二十次。顺经扣打为补法，逆经扣打为泻法。

可治软组织损伤，肩周炎，颈椎综合征，风湿性关节炎，胃下垂，小儿肺炎，夜尿，婴儿腹泻，动脉硬化，冠心病，神经衰弱，神经性皮炎等。

（三）鍉针。如《灵枢·九针十二原》云："鍉针者，锋如黍粟之锐，主按脉勿陷，以致其气"等。我将鍉针加上针柄，便于操作。全长12cm，针柄9.5cm长，系有机玻璃制作。针体长2.2cm，以不锈钢所制，针头大小、形态如黍粒状，其直径约为0.3cm。

操作时，以拇、食、中三指，如握持钢笔式手势握紧，然后在选定的部位（穴位）按压片刻，以形成明显凹坑、有针感为准。

用于小儿揩摩，治疗疳积，腹泻，消化不良。也用于寻找压痛点，反应点，阿是穴，及刺火针前之压痕点穴。

（四）锋针。如《灵枢·九针十二原》云："锋针者，刃三隅，以发痈疾"等。锋针乃三棱针的前身。我将广传民间的挑治、勾治羊毛疗之勾针，与锋针综合创制为一针，名曰锋勾针，改针尖用不锈钢制成，长12cm，中间粗而长，两端细而短，针尖勾回，呈110°角，针尖锋刃成三棱形，针之两端勾尖粗细略异。

操作时选准所勾刺之穴位，常规消毒，以左手食、中指压按穴位，并以相反方向用手绷紧所刺皮肤，两指间距保持10cm之宽度为宜，右手呈执毛笔式姿势持针，迅速刺入皮下，连续勾割三至五次，以割断部分皮下肌纤维而不出血，并发出响声为度，俟后用消毒棉球按压穴位片刻。

用于某些慢性疾病而致局部功能障碍，或顽固性疼痛，久而不愈者，如肩周炎，神经性头疼，腰背肌劳损，腱鞘炎，脑血管病后遗症，胃肠疾患。对急性结膜炎，扁桃体炎，急慢性咽炎，发烧等也有效。勾割以出血为度。

（五）铍针，亦称剑针。如《灵枢·九针十二原》云："铍针者，末如剑锋，以取大脓"等。我在此基础上，加上针柄，针体改为钼质，可用于高温时操作，并兼有止血作用。其针柄为有机玻璃制作，长10cm，针体为钼质金属制作，长5cm，其中刃长2cm，宽0.5cm，体长3cm，直径0.3cm。针头呈宝剑头状，两边及尖端为锋利之刃。钼质部分嵌于有机玻璃柄内，外形美观。针头有耐高温、不退火、不易折等特点，而且高温消毒较彻底。

操作时，首将施术部位常规消毒，然后将针头在酒精灯上烧至白亮时，以右手拇、食、中指握持针柄，左手提拉病变组织，对准病变部位（如疣赘、息肉、肉瘤等）根蒂部位，齐根灼割去之，动作迅速，可减少出血，术毕稍加包扎即可。

用于皮肤病和一些外科病症，如对一些稍大的疣赘或肛肠息肉，暴露明显的鼻息肉，良性内瘤等赘生物。

（六）大针。如《灵枢·九针十二原》云："大针者，尖如梃，其锋微圆。以泻机关之水也"等。我将火针制作三型，各有适应，即细火针、粗火针、三头火针。其质料为钼质、钨质，能耐高温。细火针为钨质，针径约与28号毫针相当，针长9cm，柄长4cm，针体长5cm，钨质熔点为2000℃以上，施用时烧至白而发亮为度，此时可达700～800℃左右，不易退火，不易变形。粗火针与细火针相似，只是稍粗，与26号毫针相当。三头火针与粗、细火针大同小异，不同之点：将针柄加长至8cm，针体长1cm，针径同细火针，系三针一体，缠制而成。

操作时，先将针刺部位用75%酒精消毒后，以拇、食、中指执钢笔式姿势握持针柄，在酒精灯上加温，烧针时针尖稍向上倾斜，以免烫手，将针烧至白亮为度，随即针尖向下，并据所刺深度之需而定相应的烧针长度，快而准地点刺穴位。出针后随即用酒精棉球按压，可立即消痛。对沉疴痼疾亦可留针，待热散尽后急提出针，刺后五日内切忌洗澡，以防感染。

三种火针治疗各异。细火针用于虚寒性脏腑疾病，如慢性胃肠炎，慢性胃炎，风寒湿痹，类风湿性关节炎，肩周炎，网球肘炎，顽固面神经麻痹等。还用于外科病，如淋巴结核，脊柱结核及其它骨结核，结核性腹膜炎，腱鞘囊肿，外阴白斑，雀斑，黑色痣，多发性疣赘等。粗火针用于外科排脓，化脓性乳腺炎，瘰疬成脓，多种瘘管，久不愈合的溃疡面等，还用于皮肤病，如点刺各种色素痣，疣赘，囊肿，面部雀斑，肛裂，内外痔等。三头火针用于整容，如黑色痣，雀斑，扁平疣等，并用治顽癣，如牛皮癣，白癜风（小片状），外阴白斑，朱砂痣，老年斑等。

关于圆利针，笔者体验不深，还有待研究。毫针是现代针灸界习用之针具，取法于古代"九针"中的毫针和长针。几千年来把它列作刺法的主体，历代针灸文献中所讲的刺法、针具和应用，亦多指毫针而言，不另赘述。

二、针具之辨证选用

据笔者多年验案，除应全面顾及选穴配方，注重传统的辨证立法与手法应用外，如能恰当选用针具，可提高疗效，缩短疗程，突破针灸所治疾病的惯例与现有范围。兹将典型案例介绍如下：

（一）镵针病案

患者，61岁，干部。1973年因患慢性胃肠炎多年，并发口腔粘膜白斑，经诊为癌变初期，几经治疗无效，于1976年6月来诊，脉沉迟而缓，舌苔白腻质滑。经用镵针划刺口腔粘膜白斑局部，3次后粘膜白斑及胃肠症状消失，至今未见复发。

（二）磁圆针病案

患者，女，14岁，学生。自幼每晚尿床数次，尿后无知觉，精神异常痛苦，多次求医无效，于1984年2月来诊。患者精神不振，面色无华，脉象沉细，尺部尤甚，舌淡苔白。治用磁圆针扣打。选穴：气海、关元、鸠尾、夹脊、八髎、三阴交、中极、风池、百会、脾俞、肾俞、膀胱俞，予重点叩击，并循任脉、足太阳与足少阴经叩击，每日1次，当天晚上即未尿床，6次痊愈，至今未再复发。

（三）鍉针病案

患者，女，60岁，干部，1981年5月14日初诊。昨日不慎将左足踝扭伤，顿时关节周围轻度肿胀，屈伸困难，剧痛难忍，不能步履，查无骨质损伤。系严重扭伤，治以鍉针在右手腕谷穴、阳池穴进行按压，每穴5分钟，边按压边嘱其活动左足踝，片刻疼痛缓解，可以踱步。次日患者自行来诊，唯外旋时稍感左足踝不适，又于腕谷穴按压5分钟后，试作旋转即愈。

（四）锋勾针案例

患者，男，46岁，干部，1980年5月14日初诊。因左侧太阳穴闷痛2个月余，午后加重，尤其阅读书报后更甚。查血压140/90mmHg，手按左侧太阳穴有跳动感，脉沉缓有力，舌质略暗，有散在瘀点。诊为神经性头痛。治以锋勾针勾刺大椎、天柱（双）、风池（双）、太阳（左），并于该穴针后挤出黑血。3天后复诊显效，取穴同前。经随访半年，再未复发。

（五）铍针案例

患者，女，46岁，农民，1982年9月10日初诊。右乳房之右上方长一良性小肉瘤五年余，平时无痛痒，有时因衣物磨擦而致红肿疼痛。查右乳房外4cm处，有蒂长1.5cm一小瘤，直径1.5cm的瓢葫芦形小肌瘤，柔软无压痛，局部无红肿与发热。在瘤根部及周围常规消毒后，用酒精灯将铍针烧至白亮，齐根将瘤切下，俟无出血，逐加包扎。半月后随访已愈。

（六）火针案例

患者，女，27岁，社员，1974年4月3日发现左乳发硬，全身发烧，如似锥刺样跳痛，并觉头痛，口干，恶心，纳呆，便秘。查左乳红肿发硬，病灶中心按之有波动，皮肤发烫，体温40℃，脉数大，舌干苔燥。诊为乳痛，急性化脓性乳腺炎。治在乳房病灶中心波动处，以粗火针刺破，待脓流出再用火罐拔之，连拔罐三次，当时拔出脓血约有35ml，患者随即感到疼痛消失，全身轻松。治疗3次而愈，未留疤痕。三个月后随访，无复发。

讨 论

"九针"疗法始于商周，首载内经。其针型各异，手法不同，因人因病而施用不同之针术，在我国古代保健事业上起着巨大作用。后代因注重毫针研究，从而放弃了其它各种针具的应用，至于梅花针、火针、三棱针，虽流传于今，但用者了了。我通过对《灵枢》针道之研究，复"九针"于临床，并结合民间疗法，不断改进针具，改进手法，针对不同疾病，施用不同针具，取得了可喜的疗效，使一些久卧病塌，服药不效，甚至沉疴不起之疾，霍然而愈。凡此种种，皆属继承改革，反复实践，辨证施用九针而奏效。

（四）《磁圆梅针的临床运用》（1989年）

《磁圆梅针的临床运用》一文发表于《山西中医》1989年第2期，本文似为师老关于"磁圆梅针"公开发表的第一篇论文，兹将全文附录如下：

磁圆梅针的临床运用

山西省针灸研究所　师怀堂　贾运滨

原载于《山西中医》1989年第5卷第2期

丹医子张明亮 重新录入辑校

磁圆梅针是一种新的针灸治疗工具。它结合了磁疗和圆针、梅花针的特点，在治疗中起到活血化瘀、通经活络、祛邪扶正及平衡阴阳的作用。

磁圆梅针的治疗范围很广，对急性软组织扭伤，神经衰弱，风寒湿痹，肩周炎，动、静脉炎，轻度静脉曲张，脑动脉硬化，慢性肠炎，小儿腹泻及一些妇科疾患均有显著的疗效。亦可治疗蚊虫叮伤、跌打损伤之血肿痛，鹅掌风，神经性皮炎等病。此外，对胃下垂、小儿夜尿症及虚劳疾患也有一定的辅助治疗作用。

其操作方法是以右手拇、食、中三指把持针柄中、下段，右臂抬起，右肘屈曲为90°，借无名指和小拇指的配合，用灵活而富有弹性的腕力，循经扣击所选穴位。一般每一个穴位扣5～20次。磁圆梅针的补泻手法有三：一是迎随补泻法（顺经为补，逆经为泻）；二是轻重扣刺法（轻扣为补、重扣为泻）；三是平补平泻法（中等力量往来扣击）。

典型病例：裴xx，女，48岁，省政府医务所干部。患右腘窝神经性皮炎八年，奇痒难忍，夜间尤甚，曾用中西药疗效不著。因同时患有双下肢静脉曲张，不愿手术治疗，于1982年2月前来求治。检查：右腘窝处有8×4厘米大边缘不整的苔藓样改变，局部皮肤增厚、脱屑、角化，小有抓痕出血，双下肢静脉曲张呈蚯蚓团样，局部轻微肿胀。用"磁圆梅针"之磁梅花针端于皮炎局部重扣为主，扣至脱屑充血为度。同时并扣击患肢足三阴经，逆经重扣，扣击三次后痒减，十次后皮肤如常。三个月后随访，再无复发。对于静脉曲张则在曲张团处由下而上重扣，扣至皮下出现鼓包，看不清蚯蚓团状的曲张静脉为度，扣击一次而愈。

磁圆针是一种很值得推广的临床治疗工具，它的疗效已被临床实践所证实。而对它的作用机理的研究仍需进一步探讨。尤其是磁场及针刺对人体作用的实验研究工作，对从理论上指导临床和扩大治疗范围、改进工具有重要意义。

（五）《师氏火针治疗腋臭的临床研究》（1992）

《师氏火针治疗腋臭的临床研究》一文发表于《天津中医学院学报》1992年第1期，是师老与其女师爱玲老师在临床中运用师氏火针治疗腋臭病临床经验的总结与分析，兹将全文附录如下：

师氏火针治疗腋臭的临床研究

山西省针灸研究所 师怀堂 师爱玲

原载于《天津中医学院学报》1992第1期

丹医子张明亮 重新录入辑校

腋臭是一种腋下汗腺分泌异常的疾病，俗称"狐臭"、"臭骨头"等。患者往往羞于言之，经常自行在腋下喷撒或涂搽一些香水之类，以减少其味散发，但这些方法不能彻底消除"狐臭"，甚至手术也不能根除。

以往，腋臭无理想的治疗方法。近年来，我们进行了以师氏火针中的细火针（师怀堂主任医师研制的"新九针针具"之一）治疗腋臭的临床研究，取得显著疗效。现将研究结果总结报道如下：

一、临床资料

患者来源均为门诊收治，共观察50例。其中：男22例，女28例；年龄最小者14岁，最大者38岁；经手术治疗者9例。

二、治疗方法

（一）针具：师氏火针中的细火针。

（二）辅助器具：师氏微型酒精灯。

（三）施治部位：患处局部。

（四）操作方法

1. 患处局部常规消毒。

2. 医者左手持点燃的酒精灯，右手持细火针在灯上将针烧至白亮（先烧针根部，然后将针徐徐提起，烧灼针尖部；针体烧灼长度，视针刺入深度确定）。

3. 将烧至白亮的细火针针体迅速刺入腋下汗腺中点处1～1.5厘米，

然后围绕腺体中心围刺7～10针。

4、火针点刺完毕后用消毒纱布外敷患处。

以上方法，每周针刺二次，3～5次为一个疗程。

三、疗效观察

1. 疗效标准

治愈：异味消失，观察二年无复发者。

好转：异味减轻无反复者。

无效：治疗前后无变化者。

2. 治疗结果

本组共治疗50例。治愈：46例，占92%；其中，针刺一个疗程根治者25例，二个疗程根治者21例。好转：2例，占4%。无效：2例，占4%。

四、典型病例

张某某，女，22岁，工人。1987年10月22日初诊。

患者自幼两腋下散发出一种难以名状的臊臭味，随年龄增长，其味愈来愈强烈，尤其在天气较热时更为明显。因为不知此疾可治，常自行涂擦香水等，以求减少臊臭味的散发。

治疗经过：患者近因头痛来我处诊治，谈及患腋臭多年，苦无处治疗。笔者告曰：可治。故求治。当即以细火针点刺一次，隔一日来诊，其味明显减轻；又针治两次后，狐臭味消失。随访二年，再无复发。

五、结语

火针治疗"狐臭"（腋臭）尚属探索阶段，须进一步深入研究。临床中我们观察到细火针治疗后的即时疗效非常明显，近期疗效亦很满意。

师氏火针治疗腋臭安全、方便、经济、疗效显著，今后，应加以深入研究。同时，对其发病机理、治疗原理亦应加以深入探讨。

除上述5篇论文之外，我还特别向大家推荐阅读和学习师老的以下几篇文章：

1.《针灸治验》，本文发表于《广西中医药》1983年第6卷第6期，主要介绍了运用针灸治疗肌肉强直、帕金森氏综合征两例验案及简要分析。

2.《新九针验案二则》，本文发表于《山西中医》1986年第2卷第2期，主要介绍了运用新九针中的毫针、锋勾针等治疗单纯性前列腺增生症、鼻衄的两则验案及简要分析。

3.《滞针术及其临床应用》，本文发表于《针灸学报》1989年第4期，主要论述运用毫针的"滞针术"在临床治疗中提高疗效的方法及应用。

4.《新九针疗法简介（十讲）》，本文为师老与其女师爱玲老师共同署名发表的文章，连载发表于《山西中医》1991年第七卷第1～5期。该文共分十讲，较为系统地介绍新九针各种针具的针具特点、针法、治疗范围以及验案举隅等。

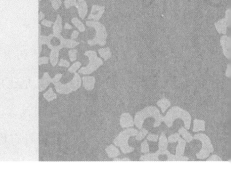

第三章
初识中医新九针

一、梅花针

梅花针，是一种多针浅刺的针具及针刺疗法，通常用5根针排成"∴"形，状如梅花，所以称为梅花针。也有用7根针排成"⁙"形，状如"七星"，所以又叫做七星针。也有将18根针捆绑在一起的，有似寺院内排列在佛像两边的十八罗汉，所以又称之为罗汉针。由于这种针法主要是对患者的皮肤进行浅刺，所以也称之为皮肤针。又由于这种针刺方法相对而言痛感较小，容易被婴幼儿接受治疗，所以又称之为小儿针。在新九针疗法中，统一称之为梅花针。

梅花针简单易学、安全有效，治疗疾病范围极其广泛，是师老在新九针中最为常用的一种针具，也是学习新九针最易入手的针法，甚至人人可学、人人可用，非常适合作为普及性的非药物疗法以及自我医疗保健的方法进行大力推广，所以我们在本书中首先介绍梅花针及其疗法，梅花针可谓新九针疗法中的"急先锋"。

（一）《黄帝内经》中梅花针之滥觞

《黄帝内经》中所载"毛刺"、"扬刺"、"半刺"等刺法，为后世梅花针之滥觞。兹将毛刺、扬刺、半刺等刺法简述如下：

1. 毛刺　《黄帝内经·灵枢·官针第七》："凡刺有九，以应九变……七曰毛刺，毛刺者，刺浮痹皮肤也"。毛刺，是一种浅刺皮肤的针法，常用于治疗皮肤麻木不仁等症。

2. 扬刺　《黄帝内经·灵枢·官针第七》："凡刺有十二节，以应十二经……五曰扬刺，扬刺者，正内一，傍内四，而浮之，以治寒气之博大者也"。扬刺的方法，是正中刺一针，然后在其上下左右各刺一针，用于治疗寒气为主且病变范围较大、病位较浅的寒痹等症。其"正内一，傍内四，而浮之"的针法，已经具有梅花针的雏形了。

　　3. 半刺　《黄帝内经·灵枢·官针第七》："凡刺有五，以应五脏。一曰半刺，半刺者，浅内而疾发针，无针伤肉，如拔毛状，以取皮气，此肺之应也。"半刺法要浅刺皮肤，不伤肌肉，要快速出针，犹如拔去毫毛的感觉，用以激发皮肤之气，这与五脏之肺相应。此外，《黄帝内经·灵枢·逆顺肥瘦第三十八》中在讲到对于婴幼儿的针刺时说"婴儿者，其肉脆，血少气弱，刺此者，以豪刺，浅刺而疾拔针，日再可也"。豪刺，即毫针刺法。对于尚未发育完全成熟的婴幼儿，宜用毫针浅刺的方法，并且要快速出针，一天之内可以重复针刺。

　　古人认为，病症不同，针刺的深浅程度也应不同，如《黄帝内经·素问·刺要论第五十》说"病有浮沉，刺有浅深，各至其理，无过其道"。因此才有前述之毛刺法、扬刺法、半刺法等浅刺之法。

　　最初运用这些刺法时，尚无梅花针针具，人们大多是用拇指、食指捏持"毫针"，将针尖露出1～2分，然后在患者皮肤上点刺治疗。通过长期实践，人们将数枚毫针捆绑在一起进行多针浅刺，这样既可以扩大针刺范围，又可以减轻针刺给患者带来的痛苦，还能有效地缩短针刺治疗的时间。再根据扬刺法"正内一，傍内四"的启发，梅花针针具便呼之欲出了！

　　（二）孙惠卿先生对梅花针疗法的贡献

　　师老给我说，谈到近代的梅花针疗法，不得不说孙惠卿老先生以及他对梅花针疗法的巨大贡献！

　　孙惠卿先生（1883—1968年），祖籍浙江绍兴，出生于湖北武昌。早年因亲人患淋巴结核病求治于民间一老姬，老姬即以缝衣服之针捆绑成一束的原始"梅花针"进行治疗，由于疗效极佳，所以来求治者每天络绎不绝。孙先生受其启发，又结合民间用柳条抽打疟疾病人进行治病以及刮痧疗法等的治病方法，意识到"疼痛性刺激"也可以作为治疗疾病的方法。又经多年实践与研究，终于发明了带有"竹筷子柄"的梅花针针具以及弹刺法的针刺手法。1923年开始在汉口试用于临床治疗并获得极佳的疗效，医名随之渐起。1950年受中央卫生部邀请，调北京工作，曾先后担任中央卫生部及中医研究院专门为其成立的孙惠卿刺激神经疗法诊疗所所长。

孙惠卿先生医术精湛、医德高尚。当时曾有许多名人慕名求治，其中有老舍、梅兰芳、夏衍等。在长期从事

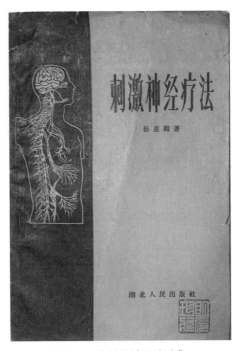

图3-1 《刺激神经疗法》

梅花针的治疗及研究工作中，他积累了丰富的实践经验，掌握了独特的梅花针针刺技术，并总结出弹、快、轻、平"四要"和慢、压、针、拖"四不要"的梅花针疗法经验。他还在传统中医理论的基础上，积极学习和运用现代科学研究的理论，尤其是参考了巴浦洛夫的学说，运用神经学中"反射"的观点来阐释梅花针疗法的治疗原理，并将这种疗法命名为"刺激神经疗法"，而风靡一时。1959年孙惠卿先生所著《刺激神经疗法》一书由湖北人民出版社正式出版（图3-1）。

（三）梅花针——新九针中"急先锋"

梅花针及梅花针疗法，因其施针容易，患者也易于接受，故常作为临床治疗中的首选针具，可谓是新九针中的"急先锋"。

据师老给我讲，1952年到1953年他在北京中央卫生部针灸实验所跟随朱琏学习针灸期间，就曾学习过孙惠卿老先生的刺激神经疗法。1955年，经山西省委领导同志的举荐，师老曾数次专门到北京跟随孙惠卿老先生学习。这都为师老之后在临床中广泛运用梅花针以及梅花针针具的改进创造打下了坚

实的基础。

师老说，在相当长的一段历史时期内，运用毫针多针浅刺的针法，一直并没有专门的针具，人们大多是用毫针，民间甚至直接用缝制衣服的针捆绑在一起作为针刺的工具。即使孙惠卿老先生那时，用的也仅仅是用竹筷子或小木棍作为针柄，用缝衣服的针绑在一起作为针束的简易梅花针。后来，陆续有人对梅花针针具进行改进，其中，在针柄方面，有用竹筷子、小木棒、塑料棒、牛角棒、有机玻璃棒、金属棒、胶木棒等各种材质的；在针组（针束）方面则有莲蓬式、圆柱形等多种形式。但是，这样的梅花针依然存在很多问题而不能尽如人意，比如针柄太软则不好控制针刺的深浅及力度，针柄太硬则缺乏弹性而影响弹刺手法的运用，针尖太锐则针刺痛苦较大且不宜控制是否需要叩刺出血等等。因此，师老从20世纪60年代就开始研究改革梅花针针具，历经10年，终于制成了现在临床使用的梅花针。

现在的师氏梅花针，针具结构与特点如下：

师氏梅花针由针体、针座、针柄三部分构成（图3-2）。

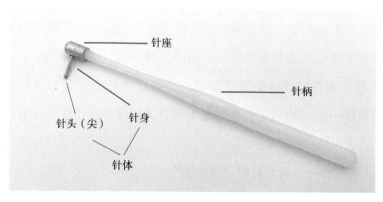

图3-2 师氏梅花针图式

1. 针体 即针束，是由7枚不锈钢针组成。针体又分为针身与针头两部分，其中针身嵌于针座之内并固定，针尖露于外面作为针刺的部分。师氏梅花针针尖由传统梅花针尖锐的针尖改为尖而不锐的钝尖，这样叩刺皮肤时，可以大大减轻患者针刺的痛感。

2. 针座　针座是由金属制成，用于固定镶嵌针体。针座由螺丝口与针柄联接，便于更换。

3. 针柄　针柄由尼龙101制作，具有良好弹性。针柄分为两节，每节为13cm；两节接头处由螺旋丝口衔接，可以拆装，方便携带。

师氏梅花针针具，较一般传统梅花针具有针柄弹性好、不易折断、针尖圆钝、叩刺时痛感小，方便医者使用手法、控制力度，外表美观、携带方便等优点。

（四）梅花针的使用方法

1. 消毒方法　可以将梅花针针尖部位在专用酒精灯上烧灼片刻消毒。叩刺部位用酒精常规消毒。

2. 持针姿势　右手握持针柄，针柄末端固定于腕横纹中点（大陵穴）前约一横指处，食指伸直压在针柄上，拇指伸直压在针柄内侧，其余三指自然屈握于针柄外侧（图3-3）。

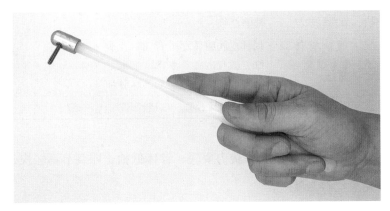

图3-3　梅花针持针图式

持针要稳固而不能太松，否则在运用手法时针柄转动，容易刺破皮肤出血。持针也不能太紧，否则肌肉紧张，不容易使出腕部灵活的"弹力"。

3. 运针手法

（1）虚实弹刺法：是师老所传梅花针的专用手法。将梅花针针尖对准叩刺的部位或穴位进行叩刺，所有针尖与叩刺部位的皮肤约成90°，借着皮肤对针尖的反弹之力，顺势快速提起针尖，所以称之为"弹刺"。每两次"弹刺"，针尖只有一次接触皮肤（实），有一次弹刺为"空弹"（虚），这样一虚一实进行叩刺，所以称之为虚实弹刺法。

（2）弹刺法：运用的是腕部的"巧劲儿"，不能运用"拙力"，犹如剑术之中的点剑、崩剑一般，轻灵快捷、借力使力，只有这样术者才能随心所欲地控制手法的力度、强度、速度以及准确度，所以这种手法看似简单，实则需要明师指点及勤加练习。

4. 针刺强度 根据患者体质的强弱、疾病的轻重、病性的虚实等，术者可采用不同程度的叩刺手法及刺激强度，一般而言，分为以下三种（表3-1）。

表3-1 梅花针针刺强度及手法等一览表

刺激强度	手法	标准	适应范围		
			部位	体质	病情
轻度	腕力轻、针体低抬、节奏轻快	局部皮肤略有泛红	头面	老弱儿童	虚证久病
重度	腕力重、针体高抬、节奏较慢	局部皮肤明显发红，微有出血	背部、臀部、四肢、局部麻痹点	年壮体强	实证新病
中度	介于二者之间	局部潮红无出血	一般部位	一般	

（1）轻度手法：叩刺时，腕力要轻，针体低抬，叩刺节奏轻快，以患者叩刺部位略有泛红为度。

（2）重度手法：叩刺时，腕力要重，针体高抬，叩刺节奏较慢，以患者叩刺部位有出血点为度。

（3）中度手法：叩刺时，腕力轻重与叩刺节奏均介于轻度、重度手法之间，以患者叩刺部位局部发热、泛红，甚至有"丘疹"样的皮下出血点，但基本以不出血为度。

此外，还有一种点刺出血法，也属于重度手法，常用于井穴、反应点、阿是穴等部位，并需要叩刺出血。

5. 叩刺部位　梅花针几乎可以在全身各个部位施针，术者可以根据对患者及病症的具体情况，选择施针的部位、经穴等。在临床治疗中，我在师老所传常用叩刺法的基础上，结合丹医理论及自己的经验，总结为以下5种：

（1）循经叩刺法：就是沿着经脉的循行路线进行叩刺，可以选择一条或数条经脉，也可以选择这些经脉的其中一段或数段进行叩刺。

（2）逆经叩刺法：就是沿着经脉循行路线的反方向进行叩刺，可以选择一条或数条经脉，也可以选择这些经脉的其中一段或数段进行叩刺。

（3）局部叩刺法：就是在病灶或病灶周围进行局部叩刺，如皮肤病即可叩刺病变部位。

（4）腧穴叩刺法：就是根据治疗的需要，选取相应的腧穴进行叩刺。此外，在循经或逆经叩刺时，根据需要可以对某些腧穴进行重点叩刺，如四肢肘膝关节以下的五腧穴、原穴、络穴等。

（5）混合叩刺法：以上4种叩刺法可以单独运用，也可以进行配合性的混合运用。

（五）梅花针主治病症

梅花针的治疗范围十分广泛，在临床各科（如内、外、妇、儿、皮、骨、眼科等）都有广泛的适应症，特别是对心脑血管、神经系统、消化系统疾患以及血液循环障碍、新陈代谢低下和皮肤疾患等具有良好疗效。尤其是属于中医气滞血瘀，以及风、火、热邪、麻木痿痹的病症，疗效极佳。

根据多年的临床经验，梅花针疗法对一些现代医学尚不明了其发病机制并且在治疗方面不易取效的疾病，也具有独特的疗效。而且不仅仅是对功能性疾患有良好效果，对部分器质性病症也颇具疗效。

为了方便初学者及读者学习和试用梅花针疗法，兹据师老早年在《九针初探》一书（内部资料，山西省晋东南地区九针培训班印，1984年7月）中的内容重新整理为"师怀堂梅花针常见病疗法及疗效一览表"（表3-2）：

表3-2　师怀堂梅花针常见病疗法及疗效一览表

病　名	循经取穴叩刺	卓效	显效	有效	备注
感冒	脊柱两侧，风池，百会，前顶，十二井穴，四缝，肺俞，上星，印堂		显效		
急慢性支气管炎	背俞穴，膻中，颈项部，胆经，膀胱经		显效		
哮喘	背俞穴，气管两侧，膻中，四缝，指根		显效		
急慢性鼻炎 过敏性鼻炎	颈夹脊，上星，印堂，眉冲，前顶，头部，膀胱经，督脉，胆经，素髎	卓效			
百日咳	心俞，肺俞，大椎，风门，上星，眉冲，夹脊，大椎，身柱，叩刺后加火罐		显效		
急慢性胃炎	心俞，胃俞，上脘、中脘、下脘，天枢，气海，梁门，足三里，十二井穴		显效		
头痛	头部督脉、膀胱经、胆经	卓效			
头顶疼	加叩百会、四神聪、太阳	卓效			
后头痛	重叩完骨、风池、风府、大椎		显效		
头晕	耳周围穴，百会		显效		
前额痛	印堂，上星，眉冲，至阴，隐白，夹脊		显效		
近视眼	夹脊，完骨，鱼腰，攒竹穴，太阳，大小骨空				程度不同疗效有别
急性结膜炎	眼周围穴，大椎，天柱	卓效			叩刺见微血
小儿麻痹	督脉，夹脊，局部				早期治疗
急性神经根炎	十二井穴，十宣穴，夹脊穴，阳明经，脾经，肝经，胆经				早期治疗
面神经麻痹	头部胆经、膀胱经，头维，天容，太阳	卓效			
胃神经官能症	脊柱两侧，上脘、中脘、下脘，梁丘，天枢，足三里		显效		
阵发性心动过速	印堂，四白，阳白，鱼腰，百会，浮白，悬厘，头维，前顶，上星，神庭，囟会，曲差，五处，承光，率谷，膻中，内关	卓效			

续表

病　名	循经取穴叩刺	卓效	显效	有效	备注
膈肌疼挛	攒竹，眉冲，脊柱两侧，缺盆，扶突，天鼎，气舍，期门	卓效			点叩刺手法
神经衰弱	背俞穴，天柱，风池，神门，三阴交，完骨，瘛脉，率谷，头维，颔厌，悬颅，通天，百会，内关，大陵		显效		中度手法
肋间神经痛	脊柱两侧，阿是穴，郄门	卓效			重度手法
癫痫	背俞，夹脊，百会，四神聪，头维，颔厌，悬颅，悬厘，率谷，扶突，天鼎，缺盆，隐白，人中，承浆，涌泉，八髎，长强，阳关，大椎，身柱，命门		显效		坚持长期治疗，可以治愈，平时隔日治疗一次，发作时可一日数次。重度手法
煤气中毒	头部督脉、胆经、膀胱经，手足十二井穴	卓效			口吐白沫，神志不清均有卓效
中风（脑血栓）	头部督脉、胆经、膀胱经，手足十二井穴	卓效			中度手法
软肋骨炎	阿是穴，郄门	卓效			
青光眼	眼区穴，承光，强间，玉枕，络却，通天，脑户，风府	卓效			配锋勾针
圆形脱发	患部，大肠俞	卓效			叩刺见微血，隔日一次，数次即愈

（六）梅花针"功夫"

在很多人及医者看来，觉得梅花针如此简单，因而对它的作用及疗效也没有很多的信心，甚至产生怀疑。为此，师老经常给我们说：切忌轻视梅花针，认为这么一个小玩意儿，没有什么了不起，什么人都会打，没有那么神秘。说来倒也是什么人都可以打，可就是治不了病，让病人白受痛苦！如同拿起毛笔都会写字一样，然而王羲之、傅青主等的一幅字价值千元、万元，而普通人的字却无人欣赏。其原因就在"功夫"二字上，功到自然成嘛！

所以，要想学好梅花针，要注意以下几点：

1. 平日无事可甩甩手腕，走路时也可随时练练手腕。（笔者按：如果术者能够经常练习手腕、手指，再懂得一点导引、太极、剑术等，则可触类旁通，辅助提高梅花针手法，有关具体练功方法，另详专篇论述，此处从略。）

2. 找一本无用旧书，你用梅花针照住字，一行一行扣刺。待练熟时，一个一个字扣刺，扣毕后可拿起一页看看是否对等，大小是否一样。如果仅有3个孔或两个孔，这说明你的功夫还没到家，还没好好练习，待练到七个针孔等大，同时说扣哪个字就能扣住哪个字，必须准确无误。

3. 待你将手法练好时，还须每天练，要有日日功。照此刻苦练，没有一个人练不好。只要肯登攀，苦战能过大关。

二、磁圆梅针

磁圆梅针，是集磁疗、圆针、梅花针为一体的一种新型针具，是师老对针具的重大发明与创造，并于1988年获得国家发明专利。这种针具不破皮、无创伤、痛苦小，既可以作为临床治病的专业针具，也可以作为人们随时随地进行自我治疗、自我保健的器具，是一种特别适宜推广的针具与技术，所以我们把磁圆梅针作为向读者推荐的第二种新九针针具。

（一）谈古论今话"磁疗"

关于运用"磁"（包括磁石、人造磁场）进行治病和保健的"磁疗"，古今中外均有大量的研究与应用，在我国更是有着悠久的历史。磁石，在中医学中也早就被作为一味中药而在临床中广泛应用。如：

《神农本草经》载："磁石，味辛、寒，主周痹风湿，肢节中痛，不可持物，洗洗酸消。除大热，烦满及耳聋。一名玄石。"认为磁石，又叫做玄石，味辛，性寒。可以治疗全身性的风湿痹症，关节疼痛，甚至手不能握东西，发冷、酸痛等症。具有消除大热、烦躁满闷、耳聋的作用。

南北朝时期梁代陶弘景（公元452-536年）所著《名医别录》载："磁石，味咸，无毒。主养肾脏，强骨气，益精，除烦，通关节，消痈肿，鼠瘘，颈核，喉痛，小儿惊痫。炼水饮之，亦令人有子。"该书对磁石的主治病症及功用记载更为详细，认为磁石味咸，无毒。具有养肾脏、强骨气、益精髓的功效。可以消除烦躁、通利关节，消散痈肿、鼠瘘、颈核，以及喉痛、小儿惊痫等症。如果炼水引之，还可以治疗不孕不育而令人有子。

南宋医学家严用和（约公元1199—1267）在其所著的《济生方·卷八·耳论治》中记载了用以磁石为主药的磁石散治疗"风虚耳聋无闻"，其汤如下：

磁石散

治风虚耳聋无闻

磁石火煅　防风去芦　羌活去芦　黄芪去芦盐水浸，焙

白芍药　桂心不见火　各一两　人参半两

右㕮咀，每服四钱，水一盏半。

羊肾一对，切片去脂膜，煎至七分，去滓，食前温服。

此外，该书中还开创性地介绍了运用磁石吸引铁的关系进行治疗耳聋的方法，其方如下：

鸣聋散

治耳中如潮声、蝉声，或暴聋。一称通耳法，治耳聋无所闻。

磁石一块如豆大，穿山甲烧存性为末，一字。

右用新绵子裹了，塞于所患耳内，口中衔小生铁，觉耳内如风声，即住。

之后，如清代名医外治大家吴师机（公元1806—1886年）、近代名医张锡纯（公元1864—1933年）等医家还在此基础上，改为口含磁石，耳中塞铁屑、细铁棒等的方法治疗耳鸣、耳聋等疾，疗效更佳。

明朝著名医药学家李时珍（公元1518—1593年）所著《本草纲目》，刊行于1590年，全书共190多万字，分52卷。书中将药分为16部（水、火、土、

金石、草、谷、菜、果、木、服器、虫、鳞、介、禽、兽、人）60类，共收集药物1892种，附图1000余幅，是一部本草学的集大成之作，对后世影响极其深远和广泛。该书采用"目随纲举"编写体例，故以"纲目"名书。各药"标名为纲，列事为目"，即每一药名下列8个项目，其中"释名"列举别名，解释命名意义；"集解"，介绍药物出产、形态、采收等；"辨疑"（或"正误"），类集诸家之说，辨析纠正药物疑误；"修治"，述炮制方法；"气味"、"主治"、"发明"，阐述药性理论，提示用药要点，其下每多作者个人见解；"附方"，以病为题，附列相关方剂。兹将《本草纲目》中关于磁石的论述附录如图3-4，由此可见一斑。

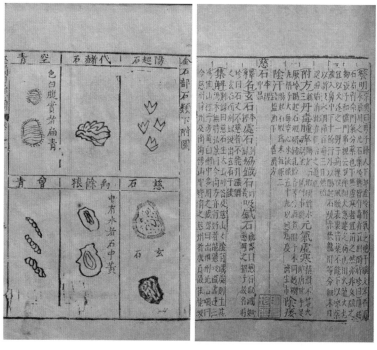

图3-4　磁石-《本草纲目》

明代著名医药学家李时珍（公元1518—1593）所著《本草纲目》对"慈石"，也就是玄石、磁石的文、图记载如下。

《本经》中品

【释名】

玄石《本经》、处石《别录》、熁铁石《衍义》、吸针石藏器曰：磁石取铁，如慈母之招子，故名。时珍曰：石之不磁者，不能引铁，谓之玄石，而《别录》复出玄石于后。

【集解】

《别录》曰：磁石，生太山川谷及慈山山阴，有铁处则生其阳。采无时。

弘景曰：今南方亦有好者。能悬吸铁，虚连三、四为佳。《仙经》丹房黄白术中多用之。

藏器曰：出雄州北山。

颂曰：今磁州、徐州及南海傍山中皆有之，磁州者岁贡最佳，能吸铁虚连数十铁，或一、二斤刀器，回转不落者，尤良。采无时。其石中有孔，孔中有黄赤色，其上有细毛，功用更胜。按《南州异物志》云：涨海崎头水浅而多磁石，徼外大舟以铁叶固之者，至此皆不得过。以此言之，海南所出尤多也。

敩曰：凡使，勿误用玄中石并中麻石。此二石俱似磁石，只是吸铁不得。而中麻石心有赤，皮粗，是铁山石也。误服，令人生恶疮，不可疗。真磁石一片，四面吸铁一斤者，此名延年沙；四面只吸铁八两者，名续采石；四面吸五两者，名磁石。

宗奭曰：磁石其色轻紫，石上颇涩，可吸连铁，俗谓之熁铁石。其玄石，即磁石之黑色者。磁磨针锋，则能指南，然常偏东，不全南也。其法取新纩中独缕，以半芥子许蜡，缀于针腰，无风处垂之，则针常指南。以针横贯灯心，浮水上，亦指南。然常偏丙位，盖丙为大火，庚辛受其制，物理相感尔。

土宿真君曰：铁受太阳之气，始生之初，石产焉。一百五十年而成磁石，又二百年孕而成铁。

【修治】

敩曰：凡修事一斤，用五花皮一镒，地榆一镒，取绵十五两。三件并锉。于石上槌，碎作二、三十块。将石入瓷瓶中，下草药，以东流水煮三日夜，漉出拭干，布裹再槌细，乃碾如尘，水飞过再碾用。

宗奭曰：入药须火烧醋淬，研末水飞。或醋煮三日夜。

【气味】

辛，寒，无毒。

权曰：咸，有小毒。

大明曰：甘、涩，平。

藏器曰：性温，云寒误也。

之才曰：柴胡为之使，杀铁毒，硝金，恶牡丹、莽草，畏黄石脂。

独孤滔曰：伏丹砂，养汞，去铜晕。

【主治】

周痹风湿，肢节中痛，不可持物，洗洗酸消，除大热烦满及耳聋（《本经》）。

养肾脏，强骨气，益精除烦，通关节，消痈肿，鼠瘘，颈核，喉痛，小儿惊痫，炼水饮之。亦令人有子（《别录》）。

补男子肾虚风虚。身强，腰中不利，加而用之（甄权）。

治筋骨羸弱，补五劳七伤，眼昏，除烦躁。小儿误吞针铁等，即研细末，以筋肉莫令断，与末同吞，下之（大明）。

明目聪耳，止金疮血（时珍）。

【发明】

宗奭曰：养肾气，填精髓，肾虚耳聋目昏者皆用之。

藏器曰：重可去怯，磁石、铁粉之类是也。

时珍曰：磁石法水，色黑而入肾，故治肾家诸病而通耳明目。一士子频病目，渐觉昏暗生翳。时珍用东垣羌活胜风汤加减法与服，而以磁朱丸佐之。两月遂如故。盖磁石入肾，镇养真精，使神水不外移；朱砂入心，镇养心血，使邪火不上侵；而佐以神曲，消化滞气，生熟并用，温养脾胃发生之气，乃道家黄婆媒合婴姹之理，制方者宜窥造化之奥乎？方见孙真人《千金方》神曲丸，但云明目，百岁可读细书，而未发出药微义也，孰谓古方不可治今病耶？

独孤滔云：磁石乃坚顽之物，无融化之气，只可假其气服食，不可久服渣滓，必有大患。夫药以治病，中病则止，砒碙犹可饵服，何独磁石不可服耶？磁石既炼末，亦匪坚顽之物，惟在用者能得病情而中的尔。

《淮南万毕术》云：磁石悬井，亡人自归。注云：以亡人衣裹磁石悬于井中，逃人自反也。

【附方】

旧三，新一十二。

耳猝聋闭：熻铁石半钱，入病耳内，铁砂末入不病耳内，自然通透。（《直指方》）

肾虚耳聋：真磁石一豆大，穿山甲（烧存性研）一字。新绵裹塞耳内，口含生铁一块，觉耳中如风雨声即通。（《济生方》）

老人耳聋：磁石一斤捣末，水淘去赤汁，绵裹之。猪肾一具，细切。以水五斤煮石，取二斤，入肾，下盐豉作羹食之。米煮粥食亦可。（《养老方》）

老人虚损：风湿，腰肢痹痛。磁石三十两，白石英二十两，槌碎瓮盛，水二斗浸于露地。每日取水作粥食，经年气力强盛，颜如童子。（《养老方》）

阳事不起：磁石五斤研，清酒渍二七日。每服三合，日三夜一。（《千金》）

眼昏内障：磁朱丸治神水宽大渐散，昏如雾露中行，渐睹空花，物成二体，久则光不收，及内障神水淡绿、淡白色者。真磁石（火、醋淬七次）二两，朱砂一两，神曲（生用）三两，为末。更以神曲末一两煮糊，加蜜丸梧子大。每服二十丸，空心饭汤下。服后俯视不见，仰视微见星月，此其效也。亦治心火乘金、水衰反制之病。久病累发者服之，永不更作。（倪维德《原机启微集》）

小儿惊痫：磁石炼水饮之。（《圣济录》）

子宫不收：名㿗疾，痛不可忍。磁石丸，用磁石酒浸煅研末，米糊丸梧子大。每卧时滑石汤下四十丸。次早用磁石散，米汤服二钱。散用磁石（酒浸）半两，铁粉二钱半，当归五钱，为末。

大肠脱肛：《直指方》，磁石半两，火煅醋淬七次，为末。每空心米饮服一钱。《简便方》用磁石末，面糊调涂囟上。入后洗去。

金疮肠出：纳入，以磁石、滑石各三两，为末。米饮服方寸匕，日再。（《刘涓子鬼遗方》）

金疮血出：磁石末敷之，止痛断血。（《千金方》）

误吞针铁：真磁石枣核大，钻孔线穿吞，拽之立出。（钱相公《箧中方》）

疔肿热毒：磁石末，酢和封之，拔根立出。（《外台秘要》）

诸般肿毒：吸铁石三钱，金银藤四两，黄丹八两，香油一斤，如常熬膏，贴之。（《乾坤秘韫》）

磁石毛（气味）咸，温，无毒。（主治）补绝伤，益阳道，止小便白数，治腰脚，去疮瘘，长肌肤，令人有子，宜入酒。藏器曰：《本经》言石不言毛，毛、石功状殊也。

（二）磁圆梅针——新九针中"磁科技"

师老说，1964年6月在给一位省级领导治疗神经性皮炎时，久治却效果不明显。于是在针灸治疗之后，试着配合局部绑贴磁石进行治疗，竟获奇效而彻底治愈。从那时起，我就开始了磁性针具的研究。直到1978年冬，终于攻克了将静磁改为动磁的难关，研制出了磁性圆针，后又逐渐研制出现在用的磁性圆梅针。

师氏磁性圆梅针，简称为磁圆梅针，是由金属制作而成，外形似斧锤，呈"T"形，由针体、针柄两部分构成（图3-5）。其中：

1. 针体　分为针身、针头两部分。针身中部呈圆柱形，两端形成一定的锥度。针头连接于针身两端，一端为绿豆大的球形，称之为"磁圆针"；一端形似梅花针针头，称之为"磁梅针"，合起来称之为"磁圆梅针"。在两端针头内各嵌有3000高斯的磁铁，针头尖端嵌有低碳铁。

2. 针柄　分为两节，由螺丝扣衔接，前面一节较细，长12cm；后面一节较粗，便于手持，长10cm。

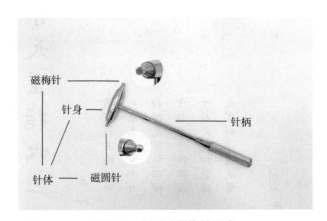

图3-5　师氏磁圆梅针图式

针体与针柄由螺丝扣连接成"T"形。

（三）磁圆梅针的使用方法

1. 持针姿势（图3-6）　以右手握持后段针柄。拇指伸直按压在针柄上方；针柄贴紧于食指第一指（远端）横纹处并与拇指对握，虎口与拇指、食指之间的缝隙呈"凤眼"状；中指、无名指卷握针柄；小指轻握、托于针柄末端。这样五指协同用力握持针柄，可以充分发挥和有效控制手腕的力量，调节针刺的方向、准确度、刺激强度等等。这种手法在内功按蹻及内家功夫中称之为"日月扣"或"凤眼锤"。兹将其手势口诀附录如图3-7：

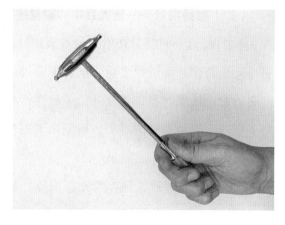

图3-6　磁圆梅针持针图式

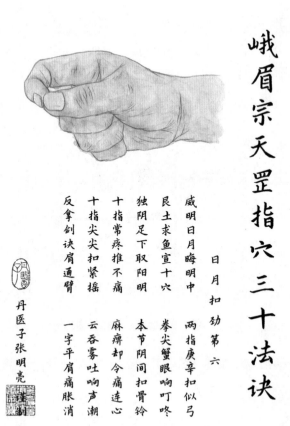

峨眉宗天罡指穴三十法诀

日月扣劲第六

咸明日月晦明中　两指庚辛扣似弓
艮土求鱼宣十六　拳尖蟹眼响叮咚
独阴足下取阳明　本节阴间扣骨铃
十指常疼推不痛　麻痹却今痛连心
十指尖尖扣紧摇　云吞雾吐响声潮
反拿剑诀肩通臂　一字平肩痛胀消

丹医子张明亮

图3-7　日月扣劲第六

2. 运针手法　右手持针，右臂悬空，右肘屈曲约成90°，手腕伸直，从肘尖到"日月扣"的拳面约成一条直线（见磁圆梅针持针图式）。

运针手法，主要为叩刺、弹刺手法。在持针姿势的基础上，主要运用"腕力"为主进行叩刺，提针要快速、短促，从而形成"弹力"，叩刺时五指之间要相互配合用力、协调完成。

3. 针刺强度　根据患者体质的强弱、疾病的轻重、病性的虚实等等，术者可采用不同程度的叩刺手法及刺激强度，一般而言，分为以下三种：

（1）轻度手法：叩刺时，腕力要轻，患者局部皮肤无明显变化，叩刺时仅有振动感。

（2）重度手法：叩刺时，腕力稍重，叩刺时患者皮下痛感明显，叩刺后患者皮下出现黄青色瘀斑，随即转为青紫色瘀斑。

（3）中度手法：叩刺时，腕力轻重介于轻度、重度手法之间，叩刺至患者局部皮肤发红，次日出现皮下青黄色瘀斑。

4. 叩刺部位

（1）循经取穴叩刺法：即沿经脉循行方向找穴叩刺，并重点叩刺有关的重要穴位（主穴）。一般规定：顺经脉走行方向轻度叩刺为补法；逆经脉走行方向重度叩刺为泻法；沿经脉中度手法来回叩刺，为平补平泻（以下经脉叩刺法补泻方法同此）。这是临床最常用的一种叩刺方法。

（2）经脉叩刺法：即单纯叩刺经脉。可视病情叩刺一条或数条经脉，也可叩刺一条或数条经脉中之一段或几段。

（3）穴位叩刺法：即单纯叩刺腧穴。一般来说主穴可重叩或多叩，配穴则轻叩或少叩。

（4）局部叩刺法：即是叩刺患部或患部周围（如皮肤病等）。

（5）注意事项：每个穴位一般以叩击5～20次为准，频率的快慢、手法的轻重，要看穴位处肌肉肥厚和肌肉薄瘦来定。同时还应结合病人的体质情况来辨证施治，决不能生搬硬套。要视不同病症，所属经脉辨经取穴，在其主穴采取重叩，配穴用轻叩手法。

以上几种叩刺方法除可单独应用外，也可联合应用。

（四）磁圆梅针有效适应症及治疗方法

磁圆梅针在临床中的内、外、妇、儿、皮等各科均有广泛的适应症，兹据师老1998年5月所撰《磁圆梅针有效适应症及治疗方法》（内部资料）一稿，略作整理及校对，附录如表3-3，供广大医者、读者研学。

表3-3　师怀堂磁圆梅针有效适应症及治疗方法一览表

病症	取穴	施针方法
感冒	百会、前顶、眉冲、印堂、天柱、风池、合谷、三间、十二井穴	每日早、午、晚叩击各穴一次，每穴每次叩击5~20下
头痛头晕	百会、率谷、风池、少商、商阳、隐白、至阴、劳宫、涌泉、手脚全部井穴	同上
失眠	百会、印堂、太阳、神门、大陵、内关、行间、太溪、涌泉	每日早、晚叩击各穴一次，或于临睡前叩击，每次每穴叩击5~20下
胃脘痛	上脘、下脘、鸠尾、照海、内关、大鱼际、小鱼际、头维	每日早、午、晚叩击各穴一次，疼痛发作时也可随时叩击，每穴每次5~20下
眩晕	涌泉、行间、风池、风府、天柱、大椎、率谷、百会	每日早、晚叩击各穴一次，每次每穴叩击5~20下，发作时可随时叩击
痢疾	上脘、下脘、中脘、太乙、天枢、气海、水分、足三里	每日早、午、晚叩击各穴一次，如为急性痢疾可每隔1~2小时叩击一次，如疼痛剧烈可随时叩击，每次每穴叩击5~20下
高血压低血压	百会、前顶、印堂、人中、人迎、内关、大陵、足三里、太冲、太溪、行间、涌泉	每日早、午、晚叩击各穴一次，每次每穴叩击5~20下
阳痿早泄	风池、百会、前顶、后顶、内关、后溪、三阴交、关元、气海、长强、会阴	每日早、晚叩击各穴一次，每次每穴叩击5~20下

续表

病症	取穴	施针方法
腿肚转筋	承山、承筋、合阳、阳陵泉	每晚临睡前叩击各穴一次，每次每穴叩击5～20下。急性发作时，可重叩
神经衰弱	风池、百会、完骨、内关、神门、行间、太冲、涌泉	每晚临睡前叩击各穴一次，每次每穴叩击10～20下
胃下垂	上脘、中脘、下脘、建里、天枢（双）、鸠尾、膀胱经	每日早、晚从肺俞往下至胃俞（双侧）及手三里、足三里叩击5～20下，双手放至小腹，仰式起卧50下，效果更佳
胃溃疡	手三里、足三里、天枢、气海、水分、上脘、中脘、下脘、大鱼际、小鱼际、百会、前顶、后顶、头维	每日早、晚叩击各穴一次，每次每穴叩击5～20下
前列腺炎及前列腺肥大	会阴、百会、曲谷、关元、劳宫、后溪、大椎、命门	叩击方法同上。会阴穴除叩击外，亦可按压5～10分钟。同时加提肛法，每日提3次，早、午、晚各提50下
膀胱炎	命门、肾俞、百会、关元、气海、涌泉、太溪、八髎	每日早、午、晚叩击各穴一次，每次每穴叩击5～20下
糖尿病	百会、率谷、承浆、支沟、外关、足三里、三阴交、太溪、涌泉	同上
急性肠炎泄泻	手三里、足三里、上脘、下脘、天枢、气海、水分	早、午、晚叩击各穴一次，每穴每次叩击5～20下。腹部疼痛甚者，可随时叩击各穴及疼痛部位
慢性胃炎	手三里、足三里、大鱼际、小鱼际、上脘、中脘、下脘、天枢、滑肉门、四缝、劳宫、百会	每日早、晚叩击各穴一次，每穴每次叩击5～20下
消化不良	大鱼际、小鱼际、四缝	同上
慢性肠炎	天枢、气海、水分、神阙、手三里、足三里、三阴交	每日早、晚叩击各穴一次，每穴每次叩击5～20次

续表

病症	取穴	施针方法
肩周炎	缺盆、秉风、肩井、肩贞、肩胛、天府、侠白、天柱、天宗、条口	每日早、午、晚叩击各穴一次，每次每穴叩击5～20下
腰酸背困	夹脊、背俞、外关、后溪、昆仑	症状发作时，随时叩击各穴，每次每穴叩击5～20下
网球肘	患处局部（即阿是穴）、健侧对应点、阳陵泉（双）	早、午、晚叩击各穴及各部位一次。阳陵泉及健侧对应点每次叩击5～20下，患处局部按压3～5分钟
腱鞘炎	患部相对之健侧对应点（即采用经络理论中同经相应或同位相应取穴方法）	早、午、晚叩击各穴一次，每次每穴叩击5～20下
膝关节炎	曲池、血海、梁丘、鹤顶、膝眼、膝下、足三里、阳陵泉	同上
软组织损伤	患处局部，患部相对之健侧对应部位（即采用经络理论中同经相应或同位相应取穴方法）	在患处及健侧部位区域内，每相隔1～2cm取一叩击点，每个叩击点叩击5～20下（每个叩击点叩击1～2下后即叩击下一叩击点，全部叩击点叩完后，再重复操作），每隔4～6小时叩一次
慢性阑尾炎	水道、归来、天枢、气海、合谷、上廉、下廉、足三里	每日早、午、晚叩击各穴一次，每次每穴叩击5～20下
冻伤	患处局部	每日早、晚在患处局部散点状叩击3～5分钟，或以碎梅花针刮擦5～10分钟
痛经	百会、前顶、上星、印堂、劳宫、内关、关元、气海、秩边、三阴交、太溪、腹股沟	每日早、午、晚叩击各穴一次，每次每穴叩击5～20下。急性发作时，可随时叩击
带下症	带脉、天枢、气海、水分、水道、三阴交	每日早、午、晚叩击各穴一次，每次每穴叩击5～20下
小儿消化不良	大鱼际、小鱼际、四缝、足三里、手三里	叩击方法同上，经常为小儿叩击，可预防小儿消化不良之发生

续表

病症	取穴	施针方法
小儿夜尿	大椎、百会、前顶、后顶、风府、关元、气海、三阴交、命门、肾俞	每晚临睡前叩击各穴一次，每穴每次叩击5～20下
神经性皮炎	患处局部	每日早、晚用梅花针呈点散状叩击患处5～10分钟
癣	患处局部	每日晚洗浴后，用磁梅花针叩击患处10～20分钟
白发、脱发、脂溢性皮炎	患处及整个头部	每日早、午、晚用梅花针叩击患处10～20分钟
蚊虫叮伤	患处局部	用磁梅花针叩击或按压局部患处3～5分钟
牙痛	上牙痛：四白、下关 下牙痛：颊车、大迎、下关、合谷	早、午、晚叩击各穴一次或按压3～5分钟，疼痛剧烈时可随时叩击、按压。每次每穴叩击5～20下
耳鸣 耳背 耳痛	乳突部（耳根后部）、率谷、风池、百会、中渚、完骨、涌泉、翳风	每日早、晚叩击各穴一次，每次每穴叩击5～20下，乳突部用磁圆针头部"刮刺"（磨擦）1～3分钟
慢性鼻炎	百会、上星、眉中、印堂、迎香、后顶、风池、天柱、少商、商阳	每日早、晚叩击各穴一次，每次每穴叩击5～20下
视力模糊	风池、玉枕、四白、阳白、眉冲、攒竹、丝竹空、鱼腰、臂臑、然谷	同上
弱视	风池、玉枕、四冲、肝俞、胆俞、太冲、涌泉	同上
近视	眼周穴、风池、风门、天柱、完骨、四神聪、大小骨孔（此穴在大小指第一指关节处）	同上
视力下降	完骨、风池、风府、玉枕、鱼腰、太阳、攒竹、丝竹空、球后、四白、阳白、睛明、百会、眉冲、印堂、头项	同上
轻度白内障	鱼腰、丝竹空、攒竹、四白、球后、睛明、四神聪	同上

续表

病症	取穴	施针方法
脑动脉硬化症	百会、四神聪、前顶、眉冲、率谷、完骨、风池、天柱、头维、劳宫、涌泉、外关、后顶、印堂、各井穴	每日早、午、晚叩击各穴一次，每次每穴叩击5~20下
轻度脑软化症	各井穴、涌泉、劳宫、百会、头维、率谷、前顶、后顶、四神聪、风池、天柱、完骨、悬颅、悬厘	同上
记忆力减退	百会、四神冲、率谷、完骨、前顶、眉冲、头维	每日早、晚叩击各穴一次，每次每穴叩击5~20下
四肢酸困乏力	局部阿是穴	同上
腧穴保健	背俞穴、手三里、足三里、内关、外关、劳宫、涌泉、百会	用磁圆针中度手法叩击，每天3次，每次每穴叩击5~20下
头部经穴保健	头部双侧	施叩击法及划圈转动法，用力适度
下肢保健	涌泉、太溪、三阴交、足三里、手三里	同上
无病健身（保健）	手三里、足三里、百会、风池、角孙、悬厘、悬颅、头维、本神、正营、内关、大陵、劳宫、十宣、中脘、气海、关元、血海、梁丘、阳陵泉、阴陵泉、公孙、涌泉、太溪、三阴交	同上

三、锋勾针

　　锋勾针，是师老在《黄帝内经》九针中"锋针"（即今三棱针）的基础上，结合民间专门用以治疗羊毛疗的勾、挑、割等的治法及专用勾针针具，经过44次的改进研制而成的特殊针具。经数十年的临床治疗实践证明，通过运用锋勾针"勾"、"割"人体的某些部位或穴位，对于一些急性炎症、实证性疾病具有显著的疗效，是新九针中的"利器"，也是比较具有代表性的新九针针具之一，所以将其作为向读者推荐和介绍的第三种新九针针具。

（一）话说锋针与勾针

锋针，是古代九针中的一种，即今所谓之三棱针。现在针灸临床中仍在使用，主要用于点刺放血、刺络等，详见后述"三棱针"专篇介绍，此处从略。

勾挑疗法，是流传于民间的一种特殊疗法，最初主要用于治疗"羊毛疗"，后来逐渐拓展治疗范围及病症，并逐步发展为勾挑疗法、挑针疗法等等。通常这种疗法是先选定特殊部位，用三棱针刺入皮下，然后挑出皮下羊毛状的白色纤维，再用针将其完全挑出，或用刀将其割断，以达到治疗疾病的目的。

师老说：后来他也曾使用广州中医学院司徒玲教授等改制的圆尖勾针进行勾、挑治疗。通常每个穴位需要勾、挑3~4次，先刺入皮下挑断肌纤维，然后再将皮肤挑开如绿豆大小口，最后用针将肌纤维勾出或挑出体外。这种勾挑疗法，施术部位大都出血，患者痛苦较大，术后也极易感染，是其不足之处。于是，我才开始研制新型针具，真是功夫不负有心人，历经数年40多次的不断改进，终于研制出了现在使用的锋勾针。它集锋针、勾针于一体，操作简单，疗效迅速，而且适应症非常广泛，故而成为了新九针的重要针具之一。

（二）锋勾针——新九针中之"利器"

师氏锋勾针，分为双头锋勾针、单头锋勾针两种类型（图3-8）。

1. 双头锋勾针　由不锈钢制作，全长17cm。分为针柄、针身、针头三部分。

（1）针柄：锋勾针之中部，呈六角柱体，为针柄。

（2）针身：针柄两端各有一个一定锥度的圆锥体，为针身。

（3）针头：针身末端勾尖部分称为"针头"。针头与针身呈45°角，为三面有刃之锋利勾尖，长约3mm；针身两端针头，大小略异。

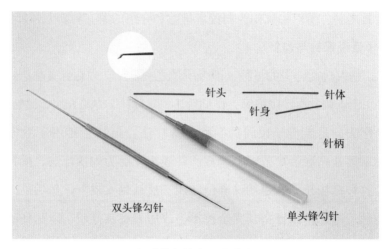

图3-8　师氏锋勾针式图（单头、双头）

2. 单头锋勾针　分针体、针柄两大部分。

（1）针体：由不锈钢制作，分针身与针头两部分，基本结构与双头锋勾针相同。

（2）针柄：由非金属材料制作，为圆柱形，针体嵌于其中。

（三）锋勾针的使用方法

1. 消毒方法　针刺部位用酒精常规消毒：将锋勾针针头在酒精灯上烧灼1分钟，或在75％酒精中浸泡30分钟消毒。

2. 持针姿势　以右手拇指、食指、中指捏持针柄，呈持笔状（图3-9）。

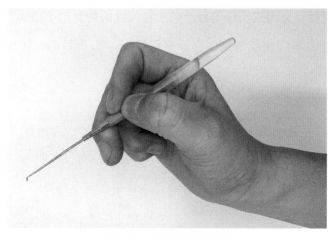

图3-9　锋勾针持针图式

3. 运针手法　锋勾针的施针方法一般可以分为五步。

第一步，选定施针部位，并用左手食指、中指将该部位的皮肤向两侧拉开、绷紧，便于进针，右手持针将针头迅速刺入该部位皮下。刺入时，针尖与皮肤要垂直，针体与皮肤约成75°角。

第二步，针头刺入皮下之后，略停片刻，然后将针体竖直，与皮肤垂直成90°，此时可以感觉到针头已经勾住皮下肌纤维。

第三步，上下提插针柄，用皮下针头勾割肌纤维3～4次，并可听到割断皮下肌纤维的吱吱声。

第四步，勾割完毕，即可出针。出针时应将针体回复到进针时的角度，有利于针尖部分顺针孔而出。这样可减少皮肤损伤及患者痛苦。

第五步，出针后，需立即用酒精棉球按压针孔。

施术过程中，握持针具要紧，不可让针体随意转动。术者要凝神静气，一气呵成。切忌紧张慌乱。

4. 针刺部位　临床治疗中，锋勾针的主要针刺部位为：华佗夹脊穴；督脉腧穴，膀胱经腧穴，阿是穴或反应点。其中，尤其是华佗夹脊穴，不但治疗病症广泛而且疗效较高，同时与针刺其他背部腧穴比，相对安全性更高，所以师老建议尽量以华佗夹脊穴代替其他背部腧穴进行锋勾针、火针等疗法。

（四）锋勾针主治病症

师老经数十年临床经验总结，认为锋勾针适用于一些急性或痉挛性及某些慢性疾患所致的局部功能障碍等症，如：肩关节周围炎、腰背肌劳损、脑血栓后遗症、顽固性头痛、哮喘、支气管炎、胃痉挛等。此外，对于某些急性感染性疾病，如急性结膜炎、急性扁桃体炎、急慢性咽炎、休克、喑哑等症，也有着很好的疗效。兹将师老运用锋勾针治疗常见病的配穴表附于表3-4。

表3-4　师怀堂锋勾针疗法常见病的配穴表

张明亮　重新录入辑校

病症	主穴	配穴
脑动脉硬化	天柱、大椎、承灵、脑空、百会	头维、鱼腰、前顶、印堂
神经性（瘀血性）头痛	天柱、大椎、悬厘、正营	悬颅、天冲、头临泣、足窍阴
肩关节周围炎	肩三针、天府、侠白、肩贞	臂臑、阳陵泉、阿是穴
中风（脑血管意外）	天柱、大椎、脑空、承光、通天	承灵、百会、隐白、三阳络
腰脊劳损	脾俞、膏肓、肾俞、筋缩	阿是穴、身柱、命门
多种眼疾	天柱、玉枕、鱼腰、肝俞	阿是穴
急慢性咽喉炎	大椎、天柱、百劳、天突	少冲、商阳
胃肠疾病	脾俞、胃俞、至阳、中脘、天枢	水分、胸第4～8夹脊
哮喘、急性气管炎	大椎、天柱、定喘、膻中	列缺、三间
颈椎综合征	大椎、天柱、大杼、风门	陶道、百劳、阿是穴
高血压	涌泉、隐白、至阳	命门

四、火针

火针，是《黄帝内经》古代九针中的一种特殊针具，称之为"大针"。火针疗法在《黄帝内经》中称之为燔针、焠刺，属于一种特殊的刺法，是将特制的火针针具在火上烧灼之后刺入穴位，或点灼皮肤，或切割、烙烫病变部位、组织，用以治疗疾病的一种针刺疗法。

火针疗法，虽然早在《黄帝内经》中即有记载，历代医学经典文献中也有不少相关的论述，但是在临床治疗中却越来越少看到它的踪迹。师老从20世纪50年代初就开始探寻、发掘、整理有关火针方面的文献资料，并不断自制火针试用于临床，竟然获得了很多意想不到的效果。后又经数十年的努力探索与临床验证，终于研制成功了新的火针针具及疗法，并逐渐成为了新九针疗法中的一名"主将"，又称之为"火将军"，是师老新九针中具有代表性的一种针具及疗法，所以作为向读者推荐的第四种针具、针法。

（一）火针疗法源远流长

关于火针及火针疗法的相关论述，肇始于《黄帝内经》，而后历代医家及医学著作多有记载，诸如：

汉·张仲景《伤寒论》；晋·王叔和《脉经》；晋·皇甫谧《针灸甲乙经》；晋·陈廷之《小品方》；晋·刘涓子《刘涓子鬼遗方》；唐·孙思邈《千金要方》《千金翼方》；唐·王焘《外台秘要》；宋·王执中《针灸资生经》；宋·王怀隐等《太平圣惠方》；元·杜思敬《针经摘英集》；元·齐德之《外科精义》；明·高武《针灸聚英》；明·李时珍《本草纲目》；明·杨继洲《针灸大成》；明·陈实功《外科正宗》；清·吴谦《医宗金鉴》；清·吴仪洛《本草从新》；清·顾世澄《疡医大全》；清·廖润鸿《针灸集成》。

限于篇幅，兹就与火针及火针疗法有着代表性意义的数本著作介绍如下。

1.《黄帝内经》——火针之源

《黄帝内经》不仅是中医学的根本经典，它也是火针及火针疗法的源头。

火针，是《黄帝内经》古九针中的一种特殊针具，称为"大针"。如《灵枢·九针十二原第一》："九针之名，各不同形……九曰大针，长四寸……大针者，尖如梃，其锋微员，以泻机关之水也。"通过此文对大针针具的描述，可知此针针身粗大，针尖微圆而不那么尖锐锋利，这样才更适合高温烧灼及速刺的需要。据师老说"大针"的"大"应为"火"字之误。

火针，在《黄帝内经》中又被称为"燔针"，而火针疗法在《黄帝内经》中则被称为"焠刺"。如：

《灵枢·寿夭刚柔第六》："……刺布衣者，以火焠之；刺大人者，以药熨之。"

《灵枢·官针第七》："……病水肿不能通关节者，取以大针……凡刺有九……九曰焠刺，焠刺者，刺燔针则取痹也。"

《灵枢·经筋第十三》："……治在燔针劫刺，以知为数，以痛为输……焠刺者，刺寒急也。热则筋纵不收，无用燔针。"

《灵枢·厥病第二十四》："……肠中有虫瘕及蛟蛕，皆不可取以小针……以大针刺之……"

由上可知，火针及火针疗法早在《黄帝内经》中已经相当成熟并广泛运用于临床了。

2.《伤寒论》——火针禁忌

汉代"医圣"张仲景（约公元150—219年）所著《伤寒论》一书，是一部阐述多种外感疾病及杂病辨证论治的专书，也是我国第一部理、法、方、药完善，理论联系实际的古代重要医学著作，是现代学习中医最重要的经典之一。该书虽以方药治病为主，但原文中论及针灸疗法的内容亦有33条之多，其中既有讲述运用针刺疗法治病的，也有讲述针灸与药物并用的治病方法，其中还开创性地对乱用、误用"烧针"（即火针）所导致的不良后果以及对治方法进行了论述，进一步完善了运用火针的禁忌事项以及术后处理等。兹列举原文数条，以资参考。

《伤寒论》第29条："若重发汗，复加烧针者，四逆汤主之。"

第117条："烧针令其汗，针处被寒，核起而赤者，必发奔豚。气从少腹上冲心者，灸其核上各一壮，与桂枝加桂汤，更加桂二两也。"

第118条："火逆下之，因烧针烦躁者，桂枝甘草龙骨牡蛎汤主之。"

第153条："太阳病，医发汗，遂发热恶寒。因复下之，心下痞。表里俱虚，阴阳气并竭，无阳则阴独。复加烧针，因胸烦，面色青黄。肤瞤者，难治。今色微黄，手足温者易愈。"

3.《小品方》《刘涓子鬼遗方》——明确提出"火针"之名

东晋时期的《小品方》、《刘涓子鬼遗方》（图3-10）是目前发现的明确提出"火针"之名的最早文献。

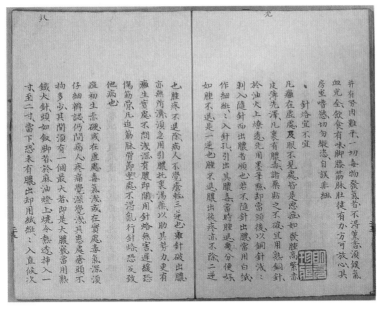

图3-10 晋·刘涓子鬼遗方

由东晋陈廷之编撰的《小品方》，又名为《经方小品》，约成书于公元454—473年。原书早年已经散佚，今本为后人据《外台秘要》、《医心方》以及日本发现的《经方小品》残卷等辑录而成。《小品方·卷第十·治附骨疽与贼风相似诸方》中说："初得附骨疽，即服漏芦汤下之，敷小豆薄得消也……若失时不消成脓者，用火针、膏、散，如治痈法也。"明确提出了"火针"之名。又在《小品方·卷第十·治眼耳鼻口齿诸方》中说："治眼肤肉生覆瞳子者方。取针烧令赤，烁著肤上，不过三烁缩也。有令人割之三复生，不如烁之良。"这也是将火针疗法开创性地应用于眼科疾病治疗的文献记载。

与《小品方》同时代的《刘涓子鬼遗方》，是由东晋刘涓子撰著，南齐龚庆宣编次，约成书于公元499年。该书为我国现存最早的外科专著。《刘涓子鬼遗方·卷第四·相痈疽知有脓可破法》中说："痈大坚者，未有脓。半坚薄，半有脓。当上薄者，都有脓，便可破之。所破之法，应在下逆上破之，令脓得易出，用铍针。脓深难见，上肉厚而生者，火针。"不仅明确提出了"火针"之名及其适应症，而且还讲述了九针之一"铍针"的临床应用与适应症。

《刘涓子鬼遗方·附录·神仙遗论·针烙宜不宜》中说："凡痈疽在虚处及眼不见处，皆是恶证。如发肿高，紫赤，皮薄光泽，凡里有脓毒，诸药贴不破者，宜用熟铜针于油火上燎透，先用墨笔点却当头，后以铜针浅浅针入，随针而出脓者，顺也……更有痈生实处，不问浅深，有脓即开，用针烙无害，迟缓恐伤筋骨。凡近筋脉骨节空处，不得乱行针烙，恐反致他病也。"

又说："疽初生赤硬，或在虚处毒气浅，或在实处毒气深，须仔细辨认。仍问病人疼痛觉深觉浅。其患处疮头不拘多少，其间须有一个最大者，即是大脓窍，当用熟铁大针头如钗脚者，于麻油灯上烧令热透，插入一寸至二寸……"

还说："凡人患发背，先审其患甚毒。不问正与不正，但从大椎骨下止脾俞上、脾俞下，其色赤烂，初生虽小，渐渐至大，觉自有脓成，便用火熟铁针当正头烙之。其针烙，并用麻油灯火上烧令通红，平平烙入可二寸。初用烙针，须从横插入，不得正入，恐烙透膜也。如已有破处，皮烂溃熟，更不得用针烙。如横长赤引开阔，当须两头下针，令脓随针出。肥人脓汁多，瘦人脓汁少。如肥人却少，瘦人却多，多是肉败坏成脓，少是肉不腐烂，尤宜详审，不得便行针烙。亦看人气脉匀和，荣卫气接，血脉不至凝滞，针烙无害。若气虚脉大者，不可乱行烙，先看皮纹紧慢厚薄，如紫黑色光泽者，可用针烙，如皮肉未变，针亦无济。穴成用针，只欲引脓。如针刺无脓，是气伏也，不可针烙。亦有妇人患发背，五七日肿大，赤引开阔光坚，紧急作脓，肿痛不能破，不问气实不实，便可针烙。盖妇人阴气反成，阳毒上蒸，背发才得出脓，便无大害矣。"

由上文可知，在《刘涓子鬼遗方》一书当中，不仅详细介绍了用火针治疗痈疽等外科疾病的方法、顺逆、宜忌等，而且明确提出了火针制作的不同材质（熟铜针、熟铁大针）及其适应症。

4.《针灸聚英》——火针之"大成"

由明代高武撰写的《针灸聚英》一书，又名《针灸聚英发挥》（图3-11），成书于公元1529年，是一本影响较大的针灸学专著。作者在《针灸聚英·引》中说"不溯其源，则昧夫古人立法之善，故尝集《节要》一书矣。不究其流，则不知后世变法之弊，此《聚英》之所以纂也"。在《针灸聚英·凡例》中又说"诸书于《素问》《难经》多异少同"，乃"取其同，议其异，故以《聚英》名"。

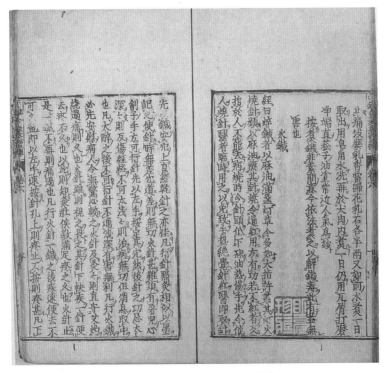

图3-11　明·高武《针灸聚英》

兹《针灸聚英》全书内容概述如下：

卷首，《集用书目》，简介明以前主要针灸著作16种；

卷1，论五脏六腑，仰伏人尺寸，手足阴阳流注，十二经脉、奇经八脉及其所属经穴之循行及主病，大抵依照滑寿《十四经发挥》为次序，并附有经脉穴图；

卷2，介绍骑竹马灸法、四花穴、子午流注、东垣针法等各家针灸法及各种疾病取穴法；

卷3，介绍煮针、火针、温针、折针、艾炷、灸疮、禁忌等法；

卷4，记述80余首有关经穴、经脉、临床主治、补泻手法、针灸禁忌等歌赋，最后以问答形式阐述若干针灸治疗问题。

高氏集录明代以前针灸学之主要成就，并用按语形式阐发己见。书中收集针灸歌赋颇多，尤其便于初学者习诵。书中关于火针及火针疗法的论述极为详尽，从针具的选材、制作，到针法、功效以及适应症、禁忌症等一应俱全，可谓是集火针疗法之大成，同时也标志着火针疗法已经十分成熟。兹将《针灸聚英》关于火针及火针疗法的相关论述概述如下。

关于火针针具的材质，《针灸聚英·卷三·火针》中说："世之制火针者，皆用马衔铁，思之令喜意也。此针惟是要久受火气，铁熟不生为上，莫如火炉中用废火箸制铁为佳也"。而关于火针的具体制作方法，书中讲到"初制火针，必须一日一夜，不住手以麻油灯火频频蘸烧，如是一日一夜，方可施用"。

至于火针的具体刺法，《针灸聚英·卷三·火针》篇论述甚详，兹整理、摘录数条如下：

● 焠针者，以麻油满盏，灯草令多如大指许，丛其灯火烧针，频以麻油蘸其针，烧令通红，用方有功。若不红者，反损于人，不能去病。

● 烧时令针头低下，恐油热伤手，先令他人烧针，医者临时用之，以免致手热。才觉针红，医即取针。

● 凡行针点灸相似，以墨记之，使针时无差，穴道差，则无功。

● 火针甚难，须有屠儿心、刽子手，方可行针。

● 先以左手按定其穴，然后针之。切忌太深，深则反伤经络；不可太浅，浅则治病无功，但消息取中也。

● 凡行火针，一针之后，疾速便去，不可久留。寻即以左手速按针孔上则疼止，不按则疼甚。

● 凡下针，先以手按穴，令端正，频以眼视无差，方可下针。烧针之人，委令定心烧之，恐视他处，针冷治病无功，亦不入内也。

● 凡大醉之后，不可行针，不适浅深，有害无利。

● 凡行火针，必先安慰病人，令勿惊心。

《针灸聚英》关于临床运用火针治病的注意事项论述也极为详细，兹整理、摘录数条如下：

● 人身诸处皆可行针，面上忌之。

● 凡季夏，大经血盛皆下流两脚，切忌妄行火针于两脚内及足。则溃脓肿疼难退。其如脚气多发于夏，血气湿气，皆聚两脚。或误行火针，则反加肿疼，不能行履也。当夏之时，脚气若发，药治无效，不免灸之。

● 火针者，宜破痈毒发背。溃脓在内，外皮无头者，但按肿软不坚者以溃脓，阔大者按头尾及中，以点记，宜下三针，决破出脓。一针肿上，不可按之，即以指从两旁捺之，令脓随手而出。或肿大脓多，针时须侧身回避，恐脓射出污身。

● 孙氏曰：凡下火针，须隔一日报之。报之后，当脓水大出，疾则效矣。

● 凡癥块结积之病，甚宜火针。此非万效之功，火针甚妙。于结块之上，须停针慢出，仍转动其针，以发出污滞。

● 凡下火针，经一宿，身上发热恶寒，此为中病，无害事也。

《针灸聚英·卷三·火针》篇中，还对火针与艾灸、气针（即毫针）进行了比较，使我们对火针、艾灸、气针等各自的作用与特点有了更清晰的认识，兹整理、摘录数条如下：

● 较之火针及灸，灸则直受艾灼烧过，痛则久也。火针虽则视之畏人，其针下快疾，一针便去，疼不久也。以此则知灸壮候数满足，疼之久也。火针止是一针，不再则痛过也。

● 火针亦行气，火针惟假火力，无补泻虚实之害。惟怕太深有害，余则无妨。气针者，有浅有深，有补有泻，候气候邪之难，不可误行。恐虚者反泻，实者不宣，又以为害。

● 凡治瘫痪，尤宜火针易获功效。盖火针大开其孔穴，不塞其门，风邪从此而出。若气针微细，一出其针，针孔即闭，风邪不出，故功不及火针。灸者，亦闭门赶贼，其门若闭，邪无出处故也。若风湿寒三者，在于经络不出者，宜用火针。以外发其邪，针假火力，故功效胜气针也。

● 破痈坚积结瘤等，皆以火针猛热可用。

● 又如川僧多用煨针。其针大于鞋针、火针，以火烧之可用。即九针之中之大针是也。其针大于气针。故曰大针者，其功能治风邪入舍于筋骨间不出者宜用之。火针之次也。孙曰：三针者，是锋针、铍针、火针也。火针即煨针也。

《针灸聚英·卷三·火针》篇末，作者高武还以按语的形式，对《伤寒论》关于"烧针"的论述做了新的阐释，说"按烧针法仲景以前多用之以致祸，故伤寒书屡言之。如曰：用烧针必惊，烧针令汗，针处被寒，核起发奔豚，加烧针因胸烦之类，今世或用以出痈脓为便。"

（二）火针——新九针中"火将军"

师氏火针，不仅是新九针疗法中主要的一位"将军"，同时经过师老多年的实践研究，火针针具也逐渐发展成一个小小的"军团"，分别有单头火针、三头（多头）火针、扁头火针、勾火针、火鍉针、火铍针6种类型。限于篇幅，此处主要给大家介绍单头火针、火铍针、火鍉针请详见本书铍针、鍉针专篇，而其他火针针具、针法等将另拟专文介绍，故此处从略（图3-12）。

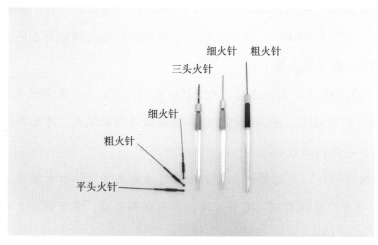

图3-12　多种形式规格的师氏火针

单头火针（以下简称：火针），由针体、针柄两部分构成（图3-13）。

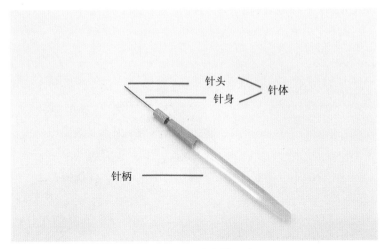

图3-13　师氏火针图式

1. **针体**　由耐高温金属制作，在高温（约800℃）条件下，针体不退火、不断裂、不弯曲、不变形，能够保持施针时所需要的刚度和韧性。其中根据针体直径的粗细又分为三种规格，即：

细火针，针体直径为0.5mm；

中火针，针体直径为0.75mm；

粗火针，针体直径为1.2mm。

2. **针柄**　用优质隔热材料制作而成，有类似毫针的盘丝柄型，也有笔杆型等多种类型。

不同规格的单头火针，可视病情、体质等情况选用，一般疾病均以细火针为主。对于各类关节积液，囊肿，乳痈、疖肿的排脓，脂肪瘤，小面积色素痣，血管瘤，各类疣等，可选用中、粗火针。

（三）火针的使用方法

1. **消毒方法**　施针部位用酒精常规消毒，针具则采用高温酒精灯烧灼消毒。

2. **持针姿势**（图3-14）　术者右手拇指、食指、中指三指握持针柄，呈持笔状，左手握持专用酒精灯，两手应尽量靠近施针的部位，便于施针，也可防止在移动过程中针温衰减。

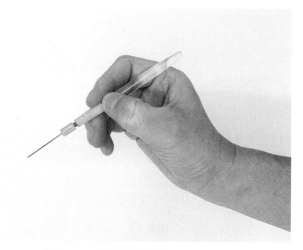

图3-14　火针持针图式

3. 烧针方法　右手握持火针针柄，先将针身前部（针尖）抬高并在燃烧的酒精灯上烧灼，然后逐渐抬高针柄，使针身前部（针尖）逐渐降低，针身随之全部烧红，整个过程针身均不能离开火焰（图3-15）。

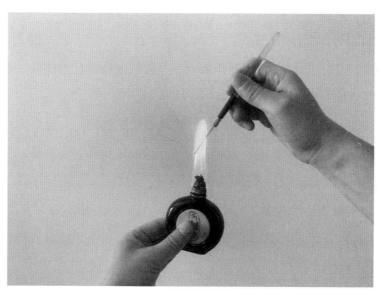

图3-15　火针烧针图式

针身根据烧灼的情况，可以由低到高依次分为微红、通红、白亮三种程度。

4. 运针手法

（1）深而速刺法：将针烧至白亮，迅速刺入选定的部位，然后迅速出针（速进疾出）或稍缓慢出针（速进缓出，如用于治疗寒痹或脓疡等症）。这种刺法刺入较深，其深度基本与毫针针刺深度相同。

这种刺法适用于：慢性胃肠炎，慢性结肠炎，风湿、类风湿性关节炎，肩周炎，中风后遗症，腰肌劳损，坐骨神经痛，瘫痪，痢疾，外阴白斑，三叉神经痛，脊柱结核，阳痿，慢性盆腔炎，痛经，肌肉风湿等；以及皮下囊肿，滑囊炎，甲状腺囊肿，各类关节积液，化脓性疖痈，化脓性乳腺炎，脂肪瘤，瘰疬，甲状腺冷结节，腱鞘炎，鸡眼等。

（2）浅而点刺法：将针烧至通红，速入疾出，轻浅点刺。主要用于：各种色素痣，小寻常疣，扁平疣，软疣，小血管瘤，趾、指关节炎，顽固性面瘫，久而不愈的溃疡，耳源性眩晕，眶上神经痛，甲癣，末梢神经炎等。

（3）慢而烙烫法：将针烧至微红，在施术部位表皮轻而稍慢地烙烫。主要用于：直径大于5mm的色素痣，各类疣赘，久不愈合的溃疡，下肢静脉曲张合并溃疡，以及老年斑，雀斑，浅表血管瘤，内痔，肛裂，白癜风（小片形）等。

（4）浅而刮刺法：将针烧至微红，然后由浅渐深点灼患部，并边点边刮刺出有色素的组织。主要用于治疗较小的黑痣，浅表的雀斑，老年斑等。

（5）留刺法：将针烧至通红，迅速刺入穴位，停留3秒钟左右，再出针。此法适用于寒痹、虚寒性关节肿痛等症。

5. 针刺部位　火针针刺部位的选择，基本可以参照毫针针刺部位选择的方法，可以根据病情的需要选择不同的腧穴、阿是穴、病灶部位等。

（四）火针疗法注意事项

1. 根据需要让患者选择坐位、卧位等适宜的体位，尽量不选择站立的姿势行针。

2. 施针前，要与患者充分沟通，消除其对火针的恐惧，特别是对初次进行火针治疗的患者。

3. 施针前，术者应提前准备针具、酒精灯、酒精棉球等，并做仔细检查。

4. 运用深而速刺法时，必须将针烧至白亮，否则不易刺入，不易拔出，而且针刺时疼痛加剧；退针时要快而有力，以免针体与肌肉粘在一起。

5. 每刺毕一针后，应立即用酒精棉球用力按压针孔，可减轻痛感，并防止出血和感染。针孔处严禁搓揉，以免出血。

6. 火针刺前要注意针刺部位严格消毒，针后叮嘱患者保护针孔，针孔处三日内勿着水，以防感染。

7. 靠近内脏、五官及大血管处，应注意避开，所刺深度应较浅。

8. 在面部使用火针施治时，靠近五官的穴位、病灶一般采用浅而点刺或慢而烙熨的刺法，应避免深刺。

（五）火针主治病症

师氏火针的治疗范围十分广泛，已大大超出了古代火针的主治病证。经临床证明，对于内、外、妇、儿等各科近百种病症均有较好的疗效（具体病症见前"运针手法"）。再加上平头火针、勾火针、火铍针、火鍉针的新的针具，针法的研创与运用，更开创了火针美容、火针治疗肛肠疾患等新的治疗领域。

（六）火针"功夫"

火针疗法对于术者要求较高，不仅要辨证、选穴准确，而且施针要熟练、准确、快捷，以减少患者的痛苦及恐惧心理。为了达到这些要求，就需要平时勤加练习一些基本功夫。这些练习的方法是我根据师老传授的相关内容整理而成的，供大家研习。

1. 练"烧针"　对于火针而言，烧针是火针操作的重要环节，它直接影响着针刺手法的运用及治疗效果，因此需要平时进行反复练习。

首先，是烧针方法的练习，针具是在酒精灯火焰的外焰烧？还是用内焰烧？是先烧针尖？还是先烧针身？是平着烧？还是斜着烧？这都需要术者反复练习和观察，并根据患者及病情的不同需要而进行对应的选择。

其次，是要练习观察烧针之后针身因温度不同而显示出的不同颜色，这有利于术者控制烧针的温度，为临床治疗中的火针温度的选择做好准备。古人说"烧令通红，用方有功，若不红者，反损于人，不能祛病"。师老根据数十年的临床经验，认为古人的这种说法主要是针对火针"深而速刺法"的运针手法而言（见前述）。在临床实践中，并不是所有的疾病或手法都需要将针烧至"通红"，具体应用中可分为微红、通红、白亮等不同程度和温度，以对症选用进行治疗。

关于"烧针"、"火候"的掌握，实难用文字和语言表达，需要术者平时多加练习、勤加思考，正如岳飞所言"运用之妙存乎一心"，也正因此，丹医秘传的《针灸大法》列有《烧针秘授》专篇，却需师传口授而文字缺如！

2. 练"屠手"　师老常讲，运用九针要具有如"屠夫之手"，下针要稳、准、狠，对于火针而言，尤需如此！

稳，是指运针要稳重、平稳而不能有丝毫迟疑、动摇；狠，是指对疾病要狠，下针要干脆利落而不能拖泥带水；准，则是指针刺要准确无误而不能有丝毫偏差，这既包括针刺部位的准确性，也包括针刺深度的正确性、控制性。想要达到这样的要求和标准，则需要平时进行专业训练。师老在多年临床及教学中总结出了一系列练习针法的功夫，我根据师老的传授，简要整理如下：

取苹果、土豆或类似物一个，在该物上做标记若干处，然后将其置于一处固定。左手持酒精灯，右手持针，将针烧红后，迅速刺向标记，如此重复练习针刺的准确度。刺时要用灵活的腕力而不是用臂力。

当针刺准确度达到一定熟练程度而准确无误时，开始进行针刺深度的练习，这也是火针手法中的关键。拿去毛留皮的猪后腿一只，然后在猪腿上做标记若干个，然后烧针刺之。刺时既要注意针刺的准确性，又要练习和控制针刺的深浅，还要体会烧针温度对针刺的影响。

最后一步，可以试着在自己足三里、阳陵泉等穴进行火针针刺，体会火针快入疾出和速刺慢出，以及针刺不同深度的感觉，比如针刺一寸有什么感觉，达到2～3寸又是什么感觉？只有这样勤学苦练，才会亲身体验出火针的特异之处。

经过以上训练之后，即可在临床中使用火针了。在临床施用时，还要注意两点：一是针刺宁浅勿深；二是先针四肢经穴或部位，后针颈、项、背、胸、腹。

3. 练"佛心" 在九针尤其是火针治疗中，术者不仅要具备"屠夫之手"，更需要怀有一颗如"佛菩萨"般心系众生、慈悲济世的心。九针及火针的治疗，需要术者极高的热心、爱心、耐心、细心、慈心、悲心……这一点正如唐代"药王"孙思邈《大医精诚》所言：

凡大医治病，必当安神定志，无欲无求，先发大慈恻隐之心，誓愿普救含灵之苦。若有疾厄来求救者，不得问其贵贱贫富，长幼妍蚩，怨亲善友，华夷愚智，普同一等，皆如至亲之想。亦不得瞻前顾后，自虑吉凶，护惜身命，见彼苦恼，若己有之，深心凄怆，勿避险巇，昼夜寒暑，饥渴疲劳，一心赴救，无作功夫行迹之心。如此可做苍生大医，反此则是含灵巨贼。

五、毫针

毫针，是当今针灸临床中最为常用的针具，是针具中的"主帅"与"主体"，对于大多数人而言，毫针甚至成了九针、针灸的代名词，其相关文献可谓浩如烟海，临床应用也极其丰富，读者可自行研读、学习，本书仅将毫针的一般知识与技术简要介绍如下，重点是介绍师老及新九针对毫针独特的应用及新的研究之作，特此说明。

（一）毫针——新九针中之"主帅"

毫针，是《黄帝内经》古九针中的一种针具，《灵枢·九针十二原》说："九针之名，各不同形……七曰毫针，长三寸六分"。又说"毫针者，尖如蚊虻喙，静以徐往，微以久留之而养，以取痛痹"，认为毫针针尖锋利，就像蚊子、牛虻的喙那样纤细，锐利，可以轻缓地刺入而静候其气，因针身纤细所以可以留针养气，尤其用以治疗各种痛痹之症。概因针尖、针身纤细如毫，对人之损伤及痛苦又很微弱，故称之为"毫针"，也称为微针、小针等。

毫针，是古今针刺疗法中最为常用的针具，也是九针疗法中的"主帅"，其针具的规格（图3-16）、材质种类也很丰富，兹仅就毫针的基本结构简介如下（图3-17）：

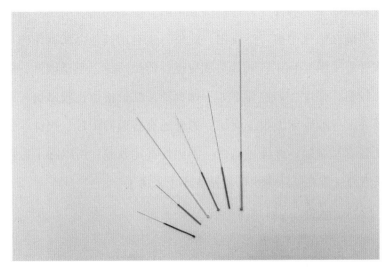

图3-16　各种规格的毫针

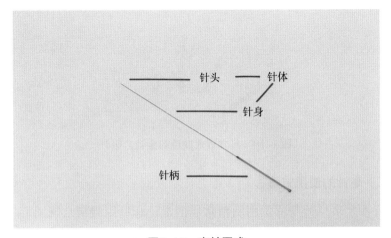

图3-17　毫针图式

针柄：以铜丝或铅丝紧密缠绕的一端；

针尾：针柄的末端多缠绕成圆筒状；

针尖：针的尖端锋锐的部分；

针身：针柄与针尖之间的部分；

针根：针柄与针身的连接之处。

毫针的粗细规格，是指针身而言。

现代的毫针主要是用金属制作而成，大多以不锈钢为制针材料。不锈钢毫针具有较高的强度和韧性，针体挺直华丽，能耐高热、高温，还能防止生锈，所以目前在临床中被广泛应用。此外，也有用其他金属制作的毫针，如金针、银针等（图3-18），其传热和导电性能虽然优于不锈钢针，但是由于其针体比较粗，强度、韧性都不如不锈钢针，其价格也比较昂贵，所以除特殊的需要外，一般临床上很少应用。另外还有普通的钢针、铜针、铁针等，但因其比较容易腐蚀，弹性、韧性、牢固性都比较差，所以除了磁针疗法等特殊用法之外，现在临床中也已经基本不予采用了。

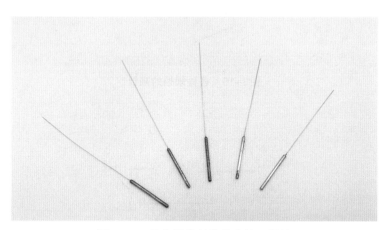

图3-18　日本近代制造的金针、银针

（二）毫针的使用方法

1. 消毒方法　针刺部位用酒精常规消毒；毫针用酒精常规消毒，或采用一次性针具。

2. 持针姿势　拇指、食指、中指三指捏持针柄，拇指在内，食指、中指在外，借以固定针体，便于灵活施针，以及进行提插、捻转等各种手法行针（图3-19）。《灵枢·九针十二原第一》说："持针之道，坚者为宝。"《灵枢·邪客第七十一》也说："持针之道，欲端以正，安以静……。"

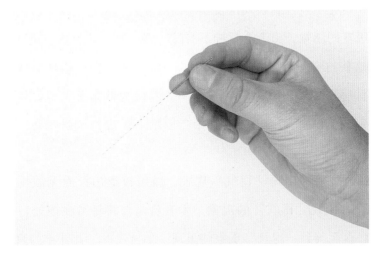

图3-19　毫针持针图式

3. 进针方法　将毫针针尖刺入患者皮下，称为进针。进针的方法有很多种，但总以少痛、不痛为原则。临床中常用的进针法有捻转进针法、点刺进针法、指切进针法等，师老在多年临床经验中，最为常用的为以下两种进针法。

（1）套管进针法：这是一种简便快捷的进针法，而且痛苦小、刺穴准，对施针者的技术要求不高，即使初学者也容易运用。这种进针法尤其适用于3寸以内的毫针进针。

具体方法是：将选择好的毫针套入事先备好的玻璃或金属套管内，套管要比毫针略短，使针柄露出针管外一部分。然后将针管置于针刺部位，用左手捏持针管，右手用食指或中指弹击针柄末端，使针尖迅速刺入患者皮下，然后把针管拿掉，右手再将针刺入所需的深度及运用行针手法。

（2）点刺进针法：对于3寸以上的长针，使用套管进针法则很不方便，这时宜用点刺进针法。

　　具体方法是：右手拇指、食指捏持针体下端，针尖微微露出2～3分对准在穴位上方，右手中指则按压在穴位旁边，然后将微屈的拇指、食指快速、有力地伸直，将露在外面的针尖迅速刺入穴位皮下，然后再用左手拇指、食指捏扶针柄，左右手协同把针刺入皮下所需的深度即可。

　　4. 留针候气　当针刺入穴位及相应的深度后，术者会感觉针下有沉重、紧涩、被吸着的感觉，患者会觉针下有酸、麻、胀、痛、热、跳动等感觉，甚至出现这些感觉沿着经络进行传导的现象，古人把这些现象称之为"气感"、"针感"、"得气"、"气至"。并认为针刺有无"得气"，直接影响着治疗效果，如《灵枢·九针十二原第一》说："刺之要，气至而有效"。

　　当针刺入之后即出现"得气"现象，就可以退出针而无需再继续用针了。如果没有出现"得气"的现象，术者就需要将针留在该处，耐心地等待一会儿，直至等到"得气"现象的出现。如《灵枢·九针十二原第一》说"刺之而气不至，无问其数；刺之而气至，乃去之，勿复针"。古人把这种操作统称之为"留针候气"。

　　5. 行针催气　影响"得气"的原因有很多，比如术者手法操作不当、取穴不准，以及患者气血瘀滞、气血亏虚、经脉不畅等，都有可能导致针刺不得气的现象发生。此时术者可通过一定的手法加强针刺的强度，而促进"得气"现象的出现，古人称之为"行针催气"。也有些患者需要经过数日、数次针刺之后，才能出现"针感"及"得气"的现象。

　　临床常见行针催气的手法有：提插法、捻转法、弹针法、刮针法、飞针法、捣针法等。师老在多年针灸临床中，尤其是从"滞针"等针刺意外事故中得到启发，并逐步总结摸索出一种独特的行针催气手法，称之为"滞针法"。这种手法不仅可以增强针感，而且可以使针感持续保留较长时间，大大提高针刺的疗效。此外，滞针手法如果再配合一定的手法，还具有撕脱组织粘连的独特功效，用于治疗如肩周炎、术后肠粘连等症。兹将"滞针手法"详述如下：

第一步，先将针快速刺入真皮下。

第二步，以左手食、中二指紧压穴位两旁，右手中指指尖直压穴位右侧，与左手食、中二指形成三角形，三指协同将穴位处皮肤绷紧；以右手拇指、食指持控针柄，并将针缓缓刺至所需深度，此时可根据需要选择刺入方向，或直刺病所，或使针尖朝向病位所在方向等。

第三步，先行提插、捻转等手法，待得气后，将针向同一方向捻转并同时略向上提针，术者觉针下有沉、涩、紧的感觉并不易拔动针为度，患者必然反映针感强烈。

第四步，起针时，将针轻轻向反方向捻转，即可顺利出针。

滞针手法的操作，关键是要将针刺到所需深度后，医者应有意识地使用指上"内力"，使针尖与周围组织缠绕滞紧。但仅限于针尖部位，切忌针身、针根部位与周围组织、皮肤等缠绕滞住。

滞针手法类似针刺意外事故中的"滞针"，但两者有着本质的区别。滞针是由于针身与周围组织缠绕在一起的意外事故，而滞针手法则是主动地将针尖部分与周围的组织缠绕在一起，借以增强针感。

6. 出针方法　出针，又称为起针，是指针刺结束后将针拔出体外。出针时，左手拿棉球按在穴位及针的旁边，右手拇指、食指先捻动针柄，感觉针下已经"松动"，即可将针拔出体外，左手用棉球迅速按压针孔片刻，以防止出血。尤其是血管丰富的部位，如面部、眼部等处更需小心，并可多按压一会儿。

（三）毫针主治病症

毫针是九针中最主要的针刺工具和疗法，其主治病症十分广泛，读者可参考其他毫针治病的专门著作，此处从略。

（四）毫针"功夫"——"气针"

毫针，不仅称为小针、微针，更因其对"调气"有着的巨大作用，而被称之为"气针"。同时，对术者的指功、内功等有着较高的要求。长期以来，人们不断总结出各种有助于毫针的指功、内功的方法，读者请参阅本书后述"九针内功"专篇，此处从略。

（五）长针——"加长加粗"之毫针

长针是《黄帝内经》古九针中的一种，《灵枢·九针十二原第一》说"九针之名，各不同形……八曰长针，长七寸"，又说"长针者，锋利身薄，可以取远痹"。

师老认为，长针就是加长、加粗的毫针，主要是用来治疗时间久远、部位较远的痹症等。尤其常用针刺环跳穴而治疗腰腿疼痛、麻木等痹症，类似于现代医学所说的坐骨神经痛、腰椎间盘突出症等，所以民间也把长针称为"环跳针"。其他内容均可参见前述"毫针"的部分，故此处从略。

六、圆利针

圆利针是《黄帝内经》古九针中的一种针具。师氏圆利针是在古代圆利针的基础上，结合现代临床与技术，进行改革、研制而成的一种新型针具，是新九针中的"一员"，是通过深刺人体的一定部位而产生治疗作用的一种针刺方法。

（一）传承创新"圆利针"

《灵枢·九针十二原第一》说："九针之名，各不同形……六曰员利针，长一寸六分"，又说"员利针者，大如氂，且员且锐，中身微大，以取暴气"。意思是说圆利针属于九针之一，长一寸六分，针的外形犹如马尾，针尖圆而锐利，针身略粗，主要用于治疗某些急性发作的病症。

师老在研究古代圆利针的基础上，结合现代临床治疗及科学技术，研制出师氏圆利针。该针由金属制成，其针形结构与毫针相似，分针体、针柄两个部分（图3-20），有数种不同长度规格。与古圆利针相比，师氏圆利针有以下几个特点：

1. 与古圆利针"末端尖锐，中部略膨大，针身反细小"不同，师氏圆利针针尖部分与毫针相同，是尖而圆的松针形。

2. 针体较古圆利针粗，师氏圆利针针体直径一般为1.5mm。另外长度规格有多种，大多比古圆利针的长度长。

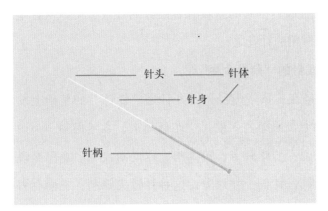

图3-20　师氏圆利针图式

（二）圆利针的使用方法

请参见前述毫针部分的相关内容（图3-21），此处从略。

（三）圆利针主治病症

请参见前述毫针部分的相关内容，此处从略。

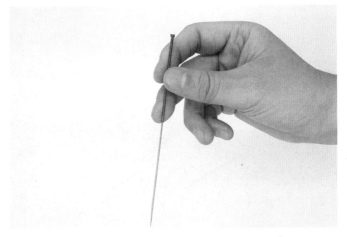

图3-21　圆利针持针图式

七、三棱针

三棱针，古代称之为锋针，是《黄帝内经》古九针中的一种针具，主要用以刺络、放血，达到治疗疾病的目的。三棱针，因其简便、速效，对很多病症，尤其是急病、重病的急救有着很好的疗效，所以从古至今流传极其广泛，是九针中常用的针具之一。

（一）三棱针的"前世今生"

三棱针，是在《黄帝内经》古九针之"锋针"的基础上发展而来的，如《灵枢·九针十二原第一》说："九针之名，各不同形……四曰锋针，长一寸六分"，又说："锋针者，刃三隅，以发痼疾"。意思是说，九针中的第四种针叫做锋针，针长一寸六分，这种针针尖锋利，三面有刃，主要用以治疗顽固的疾病。

师老经过多年的临床实践与研究，对一般的三棱针具进行了改进，并拓展了多种刺法。师氏三棱针由不锈钢制作而成，分针体、针柄两部分，针长6.8cm（图3-22）。

1. 针体　长约2.8cm，为鱼腹状三棱椎体，三面有刃，尖端锋利。

2. 针柄　长约3cm，圆柱体或六棱鱼腹状柱体。

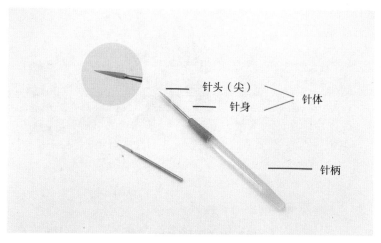

图3-22　师氏三棱针图式

（二）刺络放血疗法浅说

所谓刺络放血疗法（简称为刺络法、放血疗法），是指用三棱针等工具，刺破或划破体表一定部位，放出适量血液或体液，以达到防治疾病目的的方法。放血疗法在我国有着悠久的历史，流传也极为广泛。

对于放血疗法，早在《黄帝内经》就有非常丰富的记载，而且从针具、方法到治病机理、适应症等都非常完备。如：

在针具方面，《灵枢·九针十二原第一》中说"四曰锋针，长一寸六分……锋针者，刃三隅，以发痼疾"。

在刺法方面，《灵枢·官针第七》中说"凡刺有九，以应九变……四曰络刺，络刺者，刺小络之血脉也"，"凡刺有十二节，以应十二经……十二曰赞刺，赞刺者，直入直出，数发针而浅之出血，是谓治痈肿也"，"凡刺有五，以应五脏……二曰豹文刺，豹文刺者，左右前后针之，中脉为故，以取经络之血者，此心之应也"。由此可见，这些刺法都是放血的具体方法。

在机理方面，《灵枢·小针解第三》中说"菀陈则除之者，去血脉也"，《灵枢·九针论第七十八》中说"四者，时也。时者，四时八风之客于经络之中，为痼病者也。故为之治针，必筒其身而锋其末，令可以泻热出血，而痼病竭"。

在适应症方面，《黄帝内经》有着丰富的记载和论述，如《素问·三部九候论第二十》中说："经病者治其经，孙络病者治其孙络血……上实下虚，切而从之，索其结络脉，刺出其血以见通之"。《素问·刺疟篇第三十六》中说："刺疟者，必先问其病之所先发者，先刺之。先头痛及重者，先刺头上及两额、两眉之间出血。先项背痛者，先刺之。先腰脊痛者，先刺郄中出血。先手臂痛者，先刺手少阴、阳明十指间；先足胫酸痛者，先刺足阳明十指间出血……。"《灵枢·癫狂第二十二》中说："狂而新发，未应如此者，先取曲泉左右动脉，及盛者见血，有顷已"。《灵枢·热病第二十三》中说："心疝暴痛，取足太阴厥阴，尽刺去其血络……风痉身反折，先取足太阳及腘中及血络出血，中有寒，取三里。癃，取之阴蹻及三毛上及血络出血。男子如蛊，女子如怚，身体腰脊如解，不欲饮食，先取涌泉见血，视跗上盛者，尽见血也"。《灵枢·厥病第二十四》中说："厥头痛，头痛甚，耳前后脉涌有热，泻出其血……"。

后世历代医家及医学经典、著作、文献等，对于放血疗法的记载及相关论述十分丰富，笔者拟另专文或专书论述，此处从略。

（三）三棱针的使用方法

1. 消毒方法　施针部位及针具用酒精常规消毒。

2. 持针姿势（图3-23）　以右手拇指与食指、中指对握捏持三棱针，拇指按压于针柄内侧，食指按压于针柄外侧并与拇指对握，中指指腹紧贴于针尖两刃之间的面上，针尖露出中指指端少许（根据部位、刺血的需要而决定露出针尖的长度）。

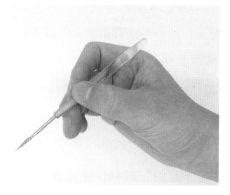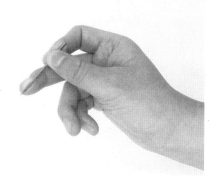

图3-23　三棱针持针图式

3. 运针手法　选定针刺及放血部位并常规消毒之后，用左手拇指、食指、中指将针刺部位的皮肤向两边推开、绷紧，右手持针，掌心向上，中指贴于针刺部位右侧；随后，右手内翻，顺势将针尖迅速垂直刺入皮下，右手再迅速外翻恢复原来的姿势，针刺部位随即出血。

动作要干净利落，不可拖泥带水、迟疑犹豫。一般在患者尚未反应时，针刺已经结束，针刺过程中也尽量不让患者看见针具，这些都有助于消除患者对针刺的恐惧心理，减小针刺的疼痛。

（四）三棱针常用刺法及应用范围

1. 速刺法　这种刺法适用于在肢体末端部位、穴位以及反应点放血，用以治疗各科病症。方法是：先以左手拇、食、中三指提捏所刺部位的皮肤，然后右手持三棱针迅速刺入皮下并立即将针退出，血随之而出，出血如流，或如绿豆、黄豆粒大小，应根据具体情况而定。如出血不畅，可用手指挤压局部，使血液尽快地流出。

2. 缓刺法　适用于静脉放血，治疗各科疾病。针刺前用胶皮带系于所刺部位上方，使局部静脉膨胀，便于针刺。以右手持三棱针刺入所刺部位皮内半分至一分，然后将针徐徐退出，血即随之流出。

施术时用力不可过猛，以免刺透对侧血管管壁。

3. 散刺法　这种刺法适用于一些外科病症，以及痹症的痛处。方法是：施术时以右手拇、食、中指持三棱针在患部周围点刺，然后以双手轻轻将血挤出。如出血不畅，可辅以火罐，使恶血邪气尽出即可。此法也可以用锋勾针勾割。

4. 密刺法　此法适用于皮肤病，以及周围末梢神经麻痹、顽癣等症，并对脑溢血、脑血栓后遗症等有一定的治疗效果。方法是用三棱针轻轻点刺患部至微出血为度。此法与散刺法基本相同，只是针刺点密度大而出血量小。

（五）三棱针常见病治疗方法

三棱针在临床治疗中应用范围十分广泛，对内、外、妇、儿等各科疾病均有较好的疗效，师怀堂三棱针常见病治疗方法一览表见表3-5。

表3-5　师怀堂三棱针常见病治疗方法一览表

病症	取穴	配合治疗
偏头痛	天柱、大椎、百会、头维	太阳穴、完骨穴
前头痛	印堂、上星、百劳	至阴穴（配穴）
头晕	百会、率谷	涌泉穴（配穴）
扁桃体炎	天柱（双）、大椎	耳后静脉、耳三针（配穴）
急慢性咽炎	天柱（双）、大椎	天容（双）（配穴）
感冒	大椎、风池、印堂	十二井穴（配穴）
高烧	大椎、十二井穴、耳三针、耳后静脉	隐白、至阴、委中（配穴）、尺泽、曲泽
中暑	人中、承浆、印堂	十宣（配穴）

续表

病 症	取 穴	配合治疗
昏迷休克	人中、十宣、隐白	素髎（配穴）
癫风痫	大椎、陶道、四神聪、百会、印堂	隐白、长强（配穴）
小儿抽风	大椎、印堂、十宣、人中	
小儿疳积	四缝	大椎、脾俞、胃俞（配穴）
小儿湿疹	委中、曲泽、大椎	仆参、耳后静脉放血
痔疮	八髎处有反应点挑刺	龈交处见有小米粒大小疙瘩，刺破或剪掉
淋巴管炎	沿红线逆行，每距1寸点刺	刺出血，从头至尾点刺
急性结膜炎（红眼病）	大小骨空、上下眼睑	大椎点刺出血
痤疮	沿夹脊穴见反应点挑刺（用锋勾针更好）	局部配梅花针叩刺，出血为度
急性胃炎	曲泽、委中、少商放血	
四肢麻木	手足十二井穴、天柱点刺	大椎、百劳点刺
手脚、耳壳冻伤	局部梅花针叩刺	见隐隐出血
麦粒肿	大椎、大杼及背部反应点点刺出血	若配合锋勾针疗效更佳
支气管哮喘	颈夹脊、肺俞、膻中、鱼际	若配合锋勾针疗效更佳
颈淋巴结核	百劳、大椎、陶道	配大椎、陶道旁夹脊；配合锋勾针疗效更佳
前列腺炎	命门、阳交、腰俞、长强	八髎加用锋勾针疗效更佳

八、鑱针

鑱针是《黄帝内经》古九针中的一种针具，但是由于种种原因，历代医家及文献中关于鑱针及其刺法、治病等的记载和论述却是寥寥无几。师老经过多年研究及临床运用，终于研制出适合现在使用的鑱针，并成为了新九针疗法中的一件"奇门兵器"。鑱针疗法是通过划割皮肤、口腔黏膜等部位，达到治疗疾病目的的一种独特的针刺方法，尤其在治疗胃肠疾患、皮肤病、面神经麻痹等方面取得了较好的疗效。

（一）寻踪觅迹古镵针

《灵枢·九针十二原第一》中说："九针之名，各不同形。一曰镵针，长一寸六分"，又说："镵针者，头大末锐，去泻阳气"。意思是说，镵针是《黄帝内经》古九针中介绍的第一种针具，针的长度为一寸六分。镵针针头大，针尖锐利像箭头，适用于浅刺，以泻肌表之热。

由于种种原因，历代医家、医籍有关镵针及其疗法的文献记载可谓寥寥无几，为了更好地研究与运用镵针，以进一步体会和理解师老的心路历程，兹将有关镵针的文献记载罗列如下：

《灵枢·九针十二原第一》："九针之名，各不同形。一曰镵针，长一寸六分……镵针者，头大末锐，去泻阳气"。

《灵枢·官针第七》："病在皮肤，无常处者，取以镵针于病所，肤白勿取。"

《素问·刺疟篇第三十六》："骺酸痛甚，按之不可，名曰胕髓病。以镵针针绝骨，出血，立已"。

隋·杨上善《黄帝内经太素·九针所主》："镵针头大末锐，主泻阳气，故皮肤痛无常处，阳气盛也。痛处肤当色赤，故自处痛移，不可取也。"

清·陈士铎《洞天奥旨·疮疡刀针论》："砭石、镵针、刀镰之类，皆古人所制，为决疮毒之器也"。

清·黄元御《灵枢悬解·刺节真邪第七》："刺热者，用镵针"。

（二）镵针——新九针"奇门兵器"

师氏镵针，由针体、针柄两个部分组成（图3-24）。

1. **针体**　长4cm，末端延伸为直径0.5cm的菱形锋利针头。是由耐高温金属制作而成，可以在高温烧灼下不变形，用于高温烧灼消毒。针头部锋刃需随时修磨，以保持锋利。

2. 针柄　长10cm，为圆柱形，用隔热材料制作而成。

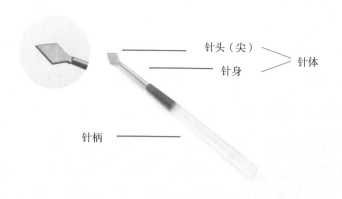

针头（尖）
针身
针体
针柄

图3-24　师氏镵针图式

（三）镵针的使用方法

1. 消毒方法　针刺部位可用酒精常规消毒，镵针针具用酒精灯高温烧灼消毒。

2. 持针姿势　以右手拇指、食指、中指三指呈执笔式捏持针柄（图3-25）。

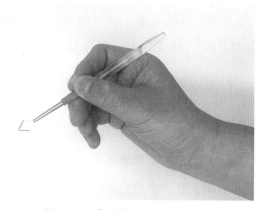

图3-25　镵针持针图式

3. 运针方法　针体与皮肤呈垂直角度，在预定部位划割，以微出血为度。

（四）镵针常用划割方法及主治病症

1. 口腔粘膜划割法　以针头部锋刃在口腔内颊粘膜的横形条索状斑或紫斑上进行垂直划割，割至出血为度。每针划割长度为1cm左右。可根据条形斑之长度酌情决定所划割之针数。此法常用于治疗急慢性胃炎、胃及十二指肠溃疡以及面神经麻痹等。

2. 耳壳划割法

（1）耳部穴位划割：用针尖轻微划割耳内侧、背侧之穴位。可按耳穴定位选取划割部位，每次3~5穴（处），微出血为度。

（2）耳背静脉划割：用针尖轻微划割耳背静脉，以稍出血为度。一般一次划割2~3处浅静脉。

以上耳壳划割法，常用于治疗某些皮肤疾患，如湿疹、脓疱疮、黄褐斑、皮肤瘙痒等。

3. 背部俞穴划割法　即在背部俞穴进行划割，方法同前。这种方法用于治疗各类脏腑疾病时，可取相应脏腑的背部腧穴；若用于治疗各类外感疾病，如感冒、发热时，可选取背部足太阳膀胱经的相应经穴。

九、鍉针

鍉针是《黄帝内经》古九针中的一种针具，历经千年，至今已几近失传。师老在多年研究及临床运用的基础上，研制出了适合现在使用的鍉针，成为了新九针疗法中的一件"冷门兵器"，并极大地拓展了治疗疾病的范围。

（一）古代鍉针的蛛丝马迹

《灵枢·九针十二原第一》中说："九针之名，各不同形……三曰鍉针，长三寸半"，又说："鍉针者，锋如黍粟之锐，主按脉勿陷，以致其气"。意思是说，鍉针是《黄帝内经》古九针中的第三种针具，针的长度为三寸半。鍉针的针尖就像小米粒那样微呈圆形，主要用于按摩经脉、流通气血，但不能深陷肌肉之内，否则反而有伤正气。

但不知何故，在历代医家、医籍中很少看到有关鍉针的论述与记载，除了上述内容之外，我们仅仅从以下资料中找到了一点点关于鍉针的蛛丝马迹，兹罗列如下，供读者参考。

《灵枢·官针第七》："病在脉，气少当补之者，取以鍉针，于井荥分输。"

隋·杨上善《黄帝内经太素·九针所主》："鍉针之状，锋如黍粟之锐，主当行补于井荥之输，以致于气也。"

《黄帝内经太素伤寒·热病说》："第三针，鍉针也，状如黍粟之锐，长二寸半，主按脉取气，令邪气独出，故并用疗厥热寒热痔病。"

明·张介宾《类经·针刺类·诸热病死生刺法》："热病头痛，颞颥目瘈脉痛，善衄，厥热病也，取之以第三针，视有余不足，寒热痔。（取之以第三针，鍉针也）"

《内经评文·官针第七（法星）》："病在脉，气少，当补之者，取之鍉针于井荥分输。"

（二）鍉针——新九针"冷门"针具

师老在多年研究古代鍉针的基础上，结合现在临床治疗的需要，研制出小鍉针、大鍉针、弹簧鍉针、长鍉针等多种似"冷门兵器"的专病专治针具，大大拓展了鍉针的功用与主治病症（图3-26）。限于篇幅，这里我们主要介绍相对而言最为常用的小鍉针（以下简称：鍉针）。

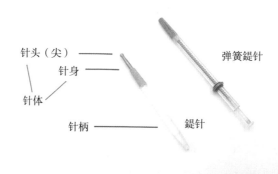

针头（尖）————
针身————
针体————
针柄————

弹簧鍉针
鍉针

图3-26　师氏鍉针图式

鍉针全长12cm，分针体、针柄两部分。

1. **针体**　由耐高温金属制成，长3cm，分针身、针头两部分。针身为圆锥柱体，针头为绿豆大球形。

2. **针柄**　由隔热材料制成，长9cm。

（三）鍉针的使用方法及功用主治

1. **持针姿势**　以拇、食、中三指呈持笔式握持鍉针针柄（图3-27）。

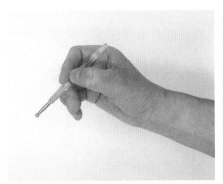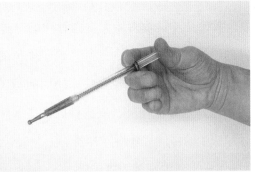

图3-27　鍉针持针图式

2. **点压穴位法**　在选定的部位（穴位、刺激点）用鍉针针头按压片刻，以该部位形成明显凹痕及出现针感为度。按压时，针柄与皮肤成80°左右角，并做小幅度转动。这种刺法常用于治疗儿科如小儿疳积、腹泄、消化不良以及内科、外科的某些疾病。

3. **标记穴位法**　用鍉针针头按压将要针刺的穴位或部位，按压至该处出现明显凹痕为度，借此作为标记，方便进一步运用火针、勾针等针刺该穴。这种方法既有利于术者准确取穴，又可以减小患者针刺的疼痛感。

4. **隔药膏温灸法**　此法是将鍉针烧热，然后隔着伤湿止痛膏等药膏点灸穴位或患部。操作方法是：将药膏轻置于穴位或患处，然后持烧热的鍉针隔药膏进行点灸，以针头接触药膏后停留1~2秒，如此反复操作，以穴位或患处有热灸感为度。这种方法用于治疗风寒湿痹等症，与一般艾灸方法比较，具有不产生烟雾、不污染环境、疗效迅速等特点。

5. **火鍉针点刺烙烫法**　将鍉针在酒精灯上烧至通红或微红，对特定刺激点灼刺或在患处局部进行烙烫。常用于小血管瘤、疣赘、浅表色素痣、老年斑、内痔、白癜风、久不愈合的溃疡面、瘘管、肛裂等外科疾病，以及某些内科病证。

此外，还有联合运用火锟针、火铍针等进行治疗的方法，容后另详专述，此处从略。

十、铍针

铍针是《黄帝内经》古九针中的一种针具，但是后世医家、医籍关于铍针的论述和记载却极少，甚至到了失传的地步。师老经过多年的研究与临床实践，研制出了适合现在临床使用的师氏铍针，并大大扩展了铍针的治疗范围，尤其是对于外科、皮肤科的一些疾病具有手到病除的效果，成为了新九针疗法中的一件"外科"神器。

（一）善治痈肿的古铍针

《灵枢·九针十二原第一》说："九针之名，各不同形……五曰铍针，长四寸，广二分半"，又说："铍针者，末如剑锋，以取大脓"。意思是说，铍针是《黄帝内经》古九针中的第五种针具，此针长四寸，宽二分半。它的针尖像剑锋，用以针刺痈疡以排脓。此外，有关记载铍针的历代文献，还有如下：

《灵枢·官针第七》："病为大脓者，取以铍针。"

唐·孙思邈《备急千金要方·斑蝥白芷丸》："治石瘘两头出者，其状坚实，令人寒热方，以大铍针破之，鼠粘叶二分末，和鸡子白一枚封之。"

宋·刘昉《幼幼新书·卷三十五·赤游肿第三十五》："每用时先以铍针铍破，然后以膏涂之。"

明·龚信《古今医鉴·咽喉》："治宜先大涌其痰，或以铍针刺其肿处，此急则治其标之法也。"

明·葆光道人《秘传眼科龙木论·钩割针镰法》："夫眼之内。两头皆赤有息肉者。宜钩起，以铍针割取令尽。"

明·高武《针灸素难要旨·啮舌啮颊啮唇重舌》："重舌刺舌柱，以铍针也。"

清·廖润鸿《勉学堂针灸集成·制九针法》："破痈肿，出脓血，宜铍针""五曰铍针，长四寸，广二分半，末如剑锋，以取大脓。一名破针，用以破痈肿、出脓血"。

《勉学堂针灸集成·杂病篇针灸·痈疽》："痈疽如椒眼数十粒，或如蜂窠莲房，而脓出痛不除，宜以铍针横直裂之，则毒血挟脓出，而愈。"

（二）铍针——新九针"外科"针具

师氏铍针是将铍针烧热后烙割表皮赘生物和切开痈肿进行排脓的一种独特的针刺方法，主要用于针灸外科疾病的治疗，是新九针针法的一个组成部分。

师氏铍针对以往针灸从不治疗或无法治疗的一些外科病种，具有独特疗效。师氏铍针是在古铍针的基础上，创造性地运用烧灼之后的铍针进行治疗，并发明了火铍针刺法或烙割刺法等，极大地提高了疗效及治疗范围，尤其在治疗皮肤赘生物、肛肠息肉、比较大的疣、痈疡、粉瘤、瘊等外科病症方面获得了卓著的疗效。由于手术过程系高温烙割，所以具有出血少、不易感染的优点，而且手术手法简便易行。

师氏铍针分针体与针柄两个主要部分（图3-28）。

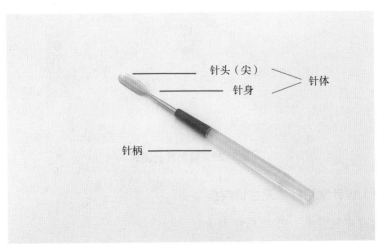

图3-28 师氏铍针图式

1. 针体　由耐高温金属制作，分针身与针头两部分。针头为宝剑头状的长方矩形，长2cm，宽0.5cm，其顶端及两边为锋利之刃。

2. 针柄　为圆柱形，由隔热材料制成。

师氏铍针在高温条件下不易折，可保持施治所需的刚度与韧性；针头经高温烧灼后使用，可彻底消毒；针头部锋刃可随时修磨，以保持锋利。

（三）铍针的使用方法

1. 术前准备　根据需要做好术前准备，如：师氏铍针、专用酒精灯、医用手术钳或镊子、敷料等。

2. 麻醉方法　一般无需麻醉。如果切口较大的话，可以用利多卡因局部注射麻醉。

3. 消毒方法　施针部位用酒精常规消毒。针具则用高温烧灼消毒。

4. 持针姿势　以右手拇指、食指、中指三指呈持笔状捏持针柄，并使针锋朝向医者、针柄朝向前方（图3-29）。

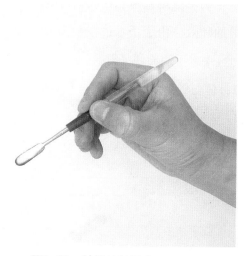

图3-29　铍针持针图式

（四）铍针常用针法及主治病症

1. 治疗皮肤赘疣、痣的施针方法

（1）将火铍针在酒精灯上烧至发红、发亮。

（2）左手持医用手术钳或镊子将病变组织提拉起来，右手持针，对准其根部（如疣赘、息肉、皮肤瘤等根部），齐根灼割去之；应动作迅速，一针而下。

（3）观察5分钟，伤口如有渗血，补用火针烙烫。

（4）常规包扎。

2. 治疗脓肿痈疡的施针方法

（1）患部皮肤常规消毒。

（2）左手持酒精灯，将火铍针在酒精灯上烧红。以均匀稍慢的速度切开脓疡处皮肤，此时即见有脓液流出。

（3）用火铍针将切口扩大，使其内容物尽量流出。

（4）再用火罐拔至脓尽。

（5）用消毒纱布包扎创口。

3. 用于治疗粉渣瘤的施针方法

（1）患部皮肤常规消毒。

（2）视粉瘤大小选用火铍针或粗火针，切开或点刺粉瘤中央。

（3）挤出瘤内粉渣样内容物。

（4）用火鍉针灼烫粉瘤内壁，破坏其囊壁组织。

（5）用消毒纱布包扎伤口。

我们认为：新九针中的"铍针"、"鍉针"适用于一些外科疾病的治疗，与现代医学外科手术的方法比较，具有以下特点：

（1）铍针烧灼后切割皮肤渗血少，甚至不出血。

（2）经铍针切割的1.5~2cm以下的切口，无须缝合处理，可自然愈合。

（3）铍针、鍉针切割、烧灼后的切口或伤口，一般无需包扎，且愈合快，不易感染，不留瘢痕。

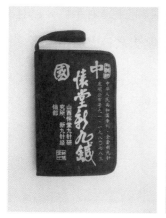

师老亲笔题写的中国
怀堂新九针专用针包

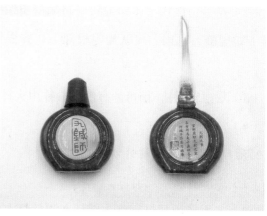

师老钤印的中国怀堂新九针专用微型酒精灯

第四章

九针疗法从师录

一、我与气功

（一）我与气功的不解之缘

我出生于太原近郊的一个普通农民家庭，和大多数男孩子一样，从小就有着"武侠梦"、"神仙梦"，总是幻想着将来能够行侠仗义、普济苍生。直到有一天遇见了我的启蒙老师李正修并随之学武术、练气功以及"诵经"、"打坐"，便与气功结下了不解之缘……

直到后来，因为气功而有幸先后遇到了徐一贯、杨凯、李国章、周巢父等诸位老师，并因为气功而走上了中医之路……

也是因为气功的缘分，使我结识并得到山西省卫生厅续恩岚厅长的大力支持，由续厅长力荐而投入著名针灸专家师怀堂门下，开始走上了九针疗法的学习、应用与传承之路……

更因为气功的原因，有幸应国家体育总局有关部门的邀请，从1996年即开始了"健身气功"的研究与推广工作。直到2001年国家体育总局健身气功管理中心及中国健身气功协会成立之后，气功几乎成了我的全部，甚至连中医临床都变成了第二职业。这些年来，我曾参与了《健身气功·六字诀》、《健身气功·易筋经》、《健身气功·十二段锦》的功法整理、编创、编写、科研、教学、推广等一系列工作；曾担任国家体育总局《健身气功》杂志的执行主编；曾担任国际健身气功联合会教育培训负责人；曾任中国健身气功协会常委及对外交流委员会副主任；曾赴全国各省进行健身气功教学；曾先后出访数十个国家推广、传授健身气功……

　　直到今天，我依然在气功之路上继续阔步前行……

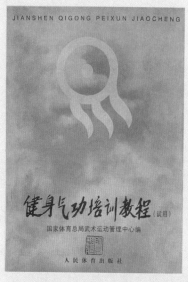

　　由国家体育总局武术运动管理中心组织专家编写的《健身气功培训教程（试用）》，1998年12月由人民体育出版社出版发行，该书是关于健身气功的第一本专著，并由时任国家体育总局局长的伍绍祖题写了书名。张明亮应邀参与了该书的编写工作。

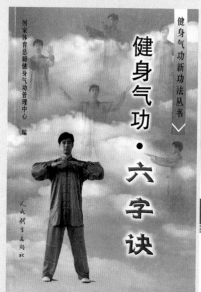

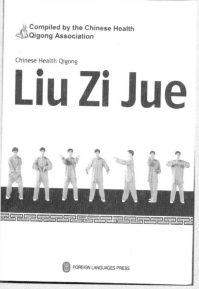

　　由国家体育总局健身气功管理中心组织专家编写的《健身气功·六字诀》，2003年7月由人民体育出版社出版发行，张明亮不仅参与了功法编创及该书的编写工作，还为该书及教学视频做了示范及讲解。图为该书中、英文两种版本，封面示范者即张明亮。

（二）气功疗法≈导引按蹻——中医五大疗法之一

可是，现在关于气功的实际情况是，大多数人对其误会甚深。一谈到气功，人们总是略有微词，甚至嗤之以鼻、不屑一顾，更有甚者将气功与迷信、邪教等混为一谈！

其实，"气功"这个词虽然是从20世纪50年代才开始流行起来，但"气功"的方法及内容却早已有之。气功，古代称之为导引、吐纳、存思、观想、静坐、内功等，并无统一的名称，具体内容及历代文献极其丰富。

从医学角度而言，气功，或称气功疗法，大约相当于《黄帝内经》中所说的"导引按蹻"，属于中医五大疗法之一，与针刺（即九针）、灸焫（即艾灸等）、砭石、毒药（即药物）等疗法是相提并论且相辅相成的。兹将《黄帝内经》关于这五大疗法的发源地以及主治、功用等原文附后，供大家对中医疗法的整体性与特异性作进一步的了解。

《黄帝内经·异法方宜论第十二》

黄帝问曰：医之治病也，一病而治各不同，皆愈，何也？

岐伯对曰：地势使然也。

故东方之域，天地之所始生也，鱼盐之地，海滨傍水。其民食鱼而嗜咸，皆安其处，美其食。鱼者，使人热中；盐者，胜血，故其民皆黑色疏理，其病皆为痈疡，其治宜砭石。故砭石者，亦从东方来。

西方者，金玉之域，沙石之处，天地之所收引也。其民陵居而多风，水土刚强，其民不衣而褐荐，其民华食而脂肥，故邪不能伤其形体，其病生于内，其治宜毒药。故毒药者，亦从西方来。

北方者，天地所闭藏之域也，其地高陵居，风寒冰冽。其民乐野处而乳食，藏寒生满病，其治宜灸焫。故灸焫者，亦从北方来。

南方者，天地所长养，阳之所盛处也，其地下，水土弱，雾露之所聚也。其民嗜酸而食胕，故其民皆致理而赤色，其病挛痹，其治宜微针。故九针者，亦从南方来。

中央者，其地平以湿，天地所以生万物也众。其民食杂而不劳，故其病多痿厥寒热，其治宜导引按跷。故导引按跷者，亦从中央出也。

故圣人杂合以治，各得其所宜。故治所以异而病皆愈者，得病之情，知治之大体也。

从健身、养生以及传统体育的角度而言，气功属于一种自我身心锻炼的方法，关于这方面，我们可以参考由国家体育总局普及推广的健身气功的概念和内容。"健身气功是以自身形体活动、呼吸吐纳、心理调节相结合为主要运动形式的民族传统体育项目，是中华悠久文化的重要组成部分。"健身气功是中国国家体育总局正式认定的第62个体育项目，曾被列为第十三届全运会群众比赛项目、第十四届全运会群众展演项目，2011年全国健身气功百城千村系列活动曾被国际奥委会授予群众体育发展与促进奖。作为民族传统体育，健身气功蕴含着深厚的中华优秀文化底蕴，具有强身健体、祛病延年、陶冶身心的明显功效，在服务健康中国建设中发挥着独特的作用。

综上所述，气功既是一种防病治病的中医疗法，类似于现代的运动疗法、自愈疗法；也是一种主动的养生、保健、延年的方法；是近年来所谓医学与体育结合、人类命运共同体、大健康等理念与方法的"千年典范"；是中华优秀传统文化的组成部分与载体。

（三）周潜川——峨眉气功大师，山西名老中医

20世纪五、六十年代，随着"气功"之名及功法的普及和推广，气功疗法也曾盛行一时。当时涌现出一批德高望重、名重一时的气功专家，他们的学术思想与技术至今依然为人们所传承。诸如：

率先倡导"气功"之名并创办北戴河气功疗养院的刘贵珍；

创办上海市气功疗养所（即今：上海市气功研究所）的陈涛；

以《因是子静坐法》而闻名的蒋维乔；

倡导"中华仙学"的中国道教协会会长陈撄宁；

大成拳创始人、站桩功倡导者王芗斋；

著有《气功疗法和保健》的秦重三；

北京市针灸门诊部精武通医的胡耀贞；

峨眉气功传人及山西名老中医周潜川；

中国佛教协会副会长巨赞法师；

原浙江省人民政府参事室副主任胡美成等。

不过，本书此处重点想要给大家介绍的是著名的丹医大师、峨眉气功传人、山西名老中医周潜川先生，因为周老既是我丹道中医、峨眉气功的"师爷"，更与我投师于师怀堂老师门下学习九针有着千丝万缕的联系，比如师老早年曾多次向周先生参学，我是因学习周先生一脉中医、气功的原因而得识原山西省卫生厅续恩岚厅长并经他介绍才投入师老门下的，周先生秘传的《丹医语录·针灸大法品》是师老秘藏多年之后再传给我的等等，详见另文介绍。

周潜川先生，一生坎坷，且颇具传奇。由于真正知悉内情者少之又少，再加网络上的相互传抄，致使关于先生的生平事迹颇多以讹传讹之处。2007年，恰逢周先生生前工作单位山西省中医研究所（现为：山西省中医药研究院）成立50周年之际，计划出版《医苑英华——山西省中医药研究院名医名家学术经验集成》，其中有关"周潜川"的部分，研究所相关领导经多方调研后，决定由我来执笔。于是，我在研究所相关部门及领导的支持下，在周先生生前挚友、原山西省委副秘书长徐一贯，以及周先生的研究生、亲传弟子杨凯、李国章等三位老师的指导下，以周先生亲笔所写的《周潜川自传》为基础，结合三位老师的口述与笔记，又经查阅了大量资料，本着实事求是、有据可循的原则，终于整理完成了《周潜川》40000余字的文稿，并刊载于《医苑英华》（上册，第102-141页）一书，该书已于2007年10月由中国中医药出版社出版发行。现今网络上关于周先生生平事迹的介绍大多出自此文，不仅不注明文章出处，极少数人还进行"改头换面"、"断章取义"，更有甚者还故意神话、歪曲某些事实，这无论对于逝去的周先生，还是广大的读者，都是一种极大的不尊重，所以我在这里仅将2007年《医苑英华·周潜川》的医事传略部分摘录，供广大读者学习参考之用。

周潜川

按：本文摘自王晞星、李源增主编《医苑英华——山西省中医药研究院名医名家学术经验集成》（上册），中国中医药出版社，2007年10月第1版。

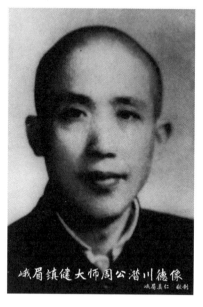

峨眉镇健大师周公潜川德像

周潜川先生像

周潜川（1907-1971年），男，汉族，四川省威远县人。著名中医学家、养生专家，也是我国近代著名的气功大师。

周潜川，早年从军，后因病离职，专门学医，兼修佛、道、气功。主要师从于峨眉高僧永严法师、丹道大师黄子箴先生等，继承了流传于民间的一个古老的、独特的医学流派——丹道中医，并成为峨眉派的第十二代传人。

新中国成立后，周潜川曾先后行医于川、沪、京等地，1958年受聘于山西省中医研究所，从事中医临床及中医基础理论等的研究，并率先开展了气功疗法、食饵疗法、"南药北移"、丹医丹药以及民间草药的临床运用与研究等多项工作。在临床上，他倡导医药、气功、食饵三者结合，针灸、导引推拿、医药辨证施治，主张"上医治未病"、"未病先防"，提倡平时锻炼身体，有病治病、无病强身。生前著有《气功药饵疗法与救治偏差手术》、《气功疗法峨眉十二庄释密》、《峨眉天罡指穴法》、《农村医药三十门》等著作。

周潜川继承了在中国秘密流传了近千年的峨眉丹道医药养生派学术体系，精通医、释、道、儒、武等诸家经典，功理功法精深广博，医理医法独树一帜，尤其在气功、大小导引、针灸、丹药、草药以及阴阳论、经络论、气化论等很多方面都有所发现、有所创新，而自成一家。他以一生的实践，得到学界和人民的高度评价。1985年卫生部中医局局长吕炳奎在一次讲话时曾说：周潜川是我国气功的一位代表人物（《山西通志·第四十二卷·体育志》第一版，北京：中华书局 1995年2月 第38页）。

（四）我的老师

大约是从1987年起，我开始陆续跟随徐一贯、杨凯、李国章等数位老师系统地学习周潜川先生所传的丹道中医、峨眉气功等，而这些内容也成为了我一直至今主要学修的法脉与传承，所以想给读者稍微介绍一下我的这几位老师。

1. 徐一贯

徐一贯（1914-2013），原名徐以贯，山西晋城人。副省级离休干部，峨眉丹医养生学派宿老、丹医大师周潜川先生生前好友。

早年即参加革命工作，1937年即加入中国共产党。抗战期间，曾先后任《人民报》代总编辑，《光明报》、《岳南大众》、《晋豫日报》社长、总编辑，《太岳日报》总编辑。新中国成立之后，历任《山西农民报》（创刊于1949年10月20日，刊名为毛泽东主席亲笔题写）首任社长兼总编、山西省委副秘书长、山西省政协副秘书长、山西省地方志编辑办公室副主任等职。徐老饱读诗书、知识渊博，对于儒、道、释、医、武等传统文化，尤其是儒、道文化，有着极深的造诣与研究，被誉为新闻界的巨擘、新闻界的赵树理、太岳报界一支笔等。

20世纪50年代，徐老因病而结识了在北京行医的周潜川医师，后周医师又来山西省中医研究所工作，二人过往甚密，遂成莫逆之交、亦师亦友的关系。周先生说"徐君每于政治思想予我启发"（1958年周潜川亲笔书于《丹医语录·阴阳大论品第一》之卷首），而徐老则在与周先生的交往过程中，学习了峨眉丹医、气功养生、峨眉十二庄大小炼形以及少林达摩易筋经、二十四节气导引法等，并一直坚持亲身实践与研究。徐老家学渊源，又承丹道及峨眉秘传，大隐于世、躬身实修数十年，于丹道炼养之学造诣尤为精深，故能以带病之身起修，而获健康百岁高龄。

徐老一生治学严谨、博学多闻，待人接物和蔼可亲、平易近人，教导学子孜孜不倦、循循善诱，常以身作则，却从不以师自居。且勤于笔耕，读书看报，或剪贴，或摘录，从许多古籍文献、儒释道经典及文学名著中，摘录了许多关于医药、气功等的资料。尤其是当年在与周潜川先生的交往过程中，还亲笔记录下了关于峨眉丹医、大小丹药、峨眉十二庄大小炼形、天罡指穴法等内容，洋洋百万言、几十册笔记本。诸如《黄庭经受业笔记》、《峨眉十二庄受业笔记》、《丹医生理笔记》、《丹医方药笔记》、《就医旁听片记》、《练功就医笔记》等。

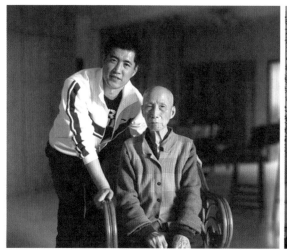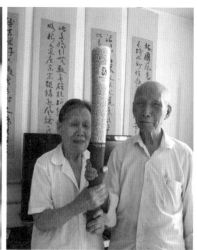

2008年我被遴选为北京奥运会火炬手，在出发前与徐老合影留念。圣火传递结束后，我去徐老家汇报，徐老和师母高兴地捧着火炬合影留念。

2. 杨凯

杨凯（1926-2008），山西沁源人。原山西建设机械厂医院院长、主任医师、名老中医、临床中医药家，杨氏家传中医第五代传人、峨眉丹医养生学派第十三代传人。

出生于中医世家，自幼即随祖父及父亲学医，19岁即开始独立行医。1954年又考入山西医学院卫生系系统学习了西医。1959年毕业后，被医学院推荐为首批"西医学习中医"的研究生，并被选派至山西省中医研究所，拜伤寒名家、山西中医研究所李翰卿所长及峨眉丹医大师周潜川两位名老中医为师，学习和继承他们的学术经验。1965年由于国防建设的需要，被调到山西建设机械厂工作，直至离休。

在山西省中医研究所工作期间，他不仅向李翰卿老先生学习《伤寒论》及其临床运用，同时还跟随周潜川先生系统学习了丹道中医、玄门大小丹药、峨眉十二庄大小炼形、盘龙针法、天罡指穴法内功导引推拿等达5年之久。曾随周先生一起上峨眉、访名师、寻草药、炼丹药以及讲学、治病、整理书籍医案等，协助周潜川先生整理《气功药饵疗法与救治偏差手术》、《峨眉天罡指穴法》等，并与李国章等共同协助整理了《养生学讲习班讲义》等。

杨老师家学渊源、学贯中西，治学严谨、不尚虚玄、注重实践，一生救人无数，有着极其丰富的临床经验。曾整理《周潜川学术经验临床运用》、《斩鬼丹等药治愈肝硬变一例报告》以及《峨眉草药简辑》、《老中医经验选编》等。

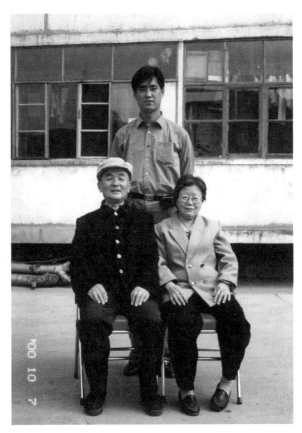

张明亮与恩师杨凯合影于2000年10月

3. 李国章

李国章（1934-2016年），河北易县人。原山西省中医研究所副所长、主任医师、教授。血液病专家、名老中医、峨眉丹医养生学派第十三代传人。

出生于中医世家，幼年即随父学医，父亲系当地名医。1954年考入山西医学院，1959年毕业后被推荐为首批"西医学习中医"的研究生，与杨凯老师等一起被选派至山西省中医研究所，继承名老中医的学术思想与经验。李即拜丹医大师周潜川先生为师，学习丹医、丹药、气功、针灸，以及峨眉十二庄、武当太极功等大小导引术。曾随周先生一起上峨眉、访名师、寻草药、炼丹药以及讲学、治病、整理书籍医案等，协助周潜川先生整理出版了《峨眉十二庄释秘》、《养生学问答》，还与杨凯等一同协助整理了《养生学讲习班讲义》等。

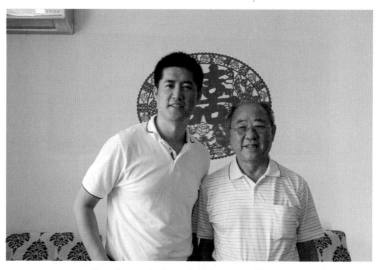

张明亮与恩师李国章合影于2012年9月

李老师家学渊源、学贯中西，具有丰富的临床经验，尤其在运用中医治疗血液病方面造诣尤深，直至去世前几天，仍工作在临床第一线，故深得广大患者的爱戴。荣获全国500名名老中医药专家、山西省名老中医、优秀医药卫生工作者等称号，曾先后担任山西省中医研究所副所长、海南三晋医院院长、山西省中医管理局高级顾问、中国中西医结合学会血液病专业委员会委员、山西省气功科学研究会副理事长、世界医学气功学会理事、山西省抗癌协会血液肿瘤专业委员会委员等。著有《实用血液病手册》、《气功治疗二十九种慢性病》以及《中西医结合治疗再生障碍性贫血16例观察》、《中医治疗白血病浅见》、《谈谈气功疗法》、《峨眉气功——临济宗功法探讨》、《气功治疗慢性病的理论基础》等。

（五）气功与中医

气功不仅是中医五大疗法之一，同时也是医者实践中医理论、体悟疾病对人的影响与损害，以及身心、人我、人天之间密切相关等的具体方法和技术。气功与中医有着极其密切的关系，历代医籍中多有记载与论述，历代医家也多精通气功导引养生之术。尤其是在传统中医学术流派——丹道中医（简称丹医）中，则更加重视气功的修炼，认为这是医者实践与体悟中医"气脉内景"的基础和必经之路，类似于西方医学解剖学、生理学的内容及重要性。不同的是，中医学是把人体作为实验室，把人的精、气、神作为研究对象，从而对生命、健康、疾病、药物、疗法等有着"别样"的解读与认识。甚至从某种意义上说，不懂气功，不了解气脉内景，就不可能真正地理解和掌握中医的精髓。

早在2004年，我曾应邀出席了世界医学气功学会第三届理事会第二次扩大会议，我为大会专门撰写了《从峨眉十二庄谈气功与中医》一文并刊载于大会《论文集》，就峨眉派气功的代表性功法峨眉十二庄以及气功与中医之间的关系做了一些尝试性的介绍和探索，受到了广泛的好评！更巧的是，因为当时北京黄亭中医药研究院尚未正式成立，所以经师怀堂老师同意后，我以山西怀堂九针研究所副所长的身份参加了此次大会，现将该文附录于后，供读者参考学习。

从峨眉十二庄谈气功与中医

张明亮

山西怀堂针灸研究所副所长

（原文载于2004年5月世界医学气功学会第三届理事会
第二次扩大会议《论文集》）

摘要： 本文从具有悠久历史传承的优秀气功功法——峨眉十二庄谈起，系统阐述了传统气功和中医的密切关系。作者认为在传统气功中蕴涵着丰富的中医阴阳、五行、藏象、经络、气化等基础理论及针灸、推拿、点穴等诊疗技术；实践气功有助于对中医的学习；同时了解中医又利于指导气功实践。中医的学习与气功的实践，二者相辅相成、相得益彰。

关键词： 峨眉十二庄、气功、中医、关系

少林、武当、峨眉是中国武术界、气功界历史最悠久、内容最丰富、影响最广泛的三大流派。峨眉十二庄是峨眉派最具代表性的一种功法，又称为峨眉宗修持气脉内景十二庄，它是由南宋末年峨眉山金顶光相寺的白云禅师所创。传说，白云禅师原来是一个带兵打仗的将领，南宋没落之后，他便到江苏茅山出家当了道士，修习了茅山派医学、武学、道学理论，后来到峨眉山跟佛教的一些人士进行切磋和理论，认为佛家的思想更彻底一些，就削发为僧，当了和尚。所以，由白云禅师所创的峨眉十二庄吸取了医学、武学、道家和佛家之所长。加之历代传人均致力于本派学术思想的系统和完善，一方面兼修医学、武学、道学、佛学等诸多内容，一方面广泛地与各门各派进行交流、学习与印证，如周潜川先生之师永严法师就曾徒步进藏，交流印证多年，为我们留下了许多宝贵的资料和经验。经过不断的积累，至今已经形成了一个以峨眉十二庄为核心，博大精深、内容丰富而独特的完整体系。

峨眉十二庄融合了气功与中医理论

一、峨眉十二庄简述

峨眉十二庄分为天字庄、地字庄、之字庄、心字庄、游龙庄、鹤翔庄、旋风庄、拿云庄、大字庄、小字庄、幽字庄、冥（明）字庄共十二套庄法。在以它为中心的庞大体系中，功法方面，除了峨眉十二庄，尚有六大专修功：虎步功、悬囊功、缩地功、重捶功、涅槃功、指穴功，脏腑小炼形，以及以峨眉十二庄为基础的纽丝拳、峨眉剑、峨眉棍等；在医学理论方面，保存了阴阳大论、大小五行、经络里支内照图、证治大法、针灸大法、食饵养生、望诊神术、以及二十部分经候脉法（即遍诊法）、内功导引按跷术，大小丹药等。

二、峨眉十二庄对气功理论的应用

1. 传统功法讲究道法自然

古人效法自然、象天则地、远观近择，把功法的基本理论定在"圆""空"上，认为一切的练功方法都是由圆和空生出来的。在客观的条件下，内圆则观"空"之用，因为圆的体积大，容积也大，故能受盛吐纳；外圆则观"实"之用，因为外表圆则灵活，划线和划点无所障碍，故能循环转动；圆而又空，则能发生一种活泼自在、吐纳运行、变化无穷的作用。峨眉十二庄以天、地两庄为首。天字庄象天，天大而圆，在上为阳；地字庄象地，地阔而空，在下为阴。天地阴阳交泰，万物滋生。天、地庄配伍锻炼，发挥圆空妙用，能使人体内外、阴阳、升降、开合协调，收到强身健体、延年益寿的功效。天、地两庄是十二庄的基础，以后的各庄各式都是从此演绎变化而来，以象征天地化生万物之意。

2. 练功要求有严格的次第

气功的修炼要求有严格的次第，练功者必须循序渐进、步步提高，不可心浮意躁、超越次第。需要功夫火候到家，自然而然顺势上练，才能体会其中的作用。所谓"功到自然成"，完全是在顺应自然的规律下，去求功夫的进步和次第的升华。

峨眉十二庄是庄架动作、呼吸吐纳与意念相结合的功法，其中每个庄式都具有严格的次第，分为三乘练法、九重次第，九九归一而功成圆满。

初乘练法为"神与庄合"。要求练功时把意念集中在庄架动作的操作上，一举一动都要符合标准，不可马虎，更不可随便加以改动。

二乘练法为"神与气合"。练功者在把庄架动作练好的基础上，开始加练"嘶"、"嘿"、"嘘"、"唏"等多种吐纳运气的口诀。此时即要求练功者把意念集中在这些口诀的操作上。

三乘练法为"神与脉合"。经过前两步功夫的锻炼，气血运行畅旺，丹田真气充盈。此时，练功者自觉丹田内有热流产生，并由阴跷，从尾闾，沿脊柱上行。这股热流古人称为"脉"，脉所流行的路线称为"脉道"，亦即经络。这时，练功者需把意念集中在"脉"上，意随脉走，神合脉行，切不可随便用意念引领，以免发生偏差。

3. 练功正路是由动归静，动静兼修

动功是静功的前奏和基础，先练习动功以通经络、活气血、调神志，然后再练习静功则可收到水到渠成、事半功倍的效果，从而走上了由动归静、安全速效的正道。

峨眉十二庄是根据动静自然，相因相循的理论创立的一套优秀功法。功法动作刚柔相济、动静两赅、左右对称、上下兼顾、前后呼应、内外一致。主张动功与静功并重，不可偏废。

峨眉十二庄中幽字庄、冥字庄属静功，其余各庄均为动功。其动功以静为体，以动为用，静功则以炼心为主，以呼吸、外观、内视为用。

动能蠕动脏腑，促进气血运行，营养内外机体；静则神与气脉相合，纳气归元，充实丹田。心静则神凝气聚、真气内守、养生延年。

4. 气功锻炼的辅助方法

根据正宗的传授，在进行功法操练的同时，应结合练功者的身体情况，适当采用食饵、服气、餐霞、按摩等，以辅助人体达到阴阳的平衡。

以峨眉十二庄为中心的养生体系中，用气功来调整人体的气脉循环，增强五脏六腑及筋骨皮肉的功能，以抵抗疾病的侵袭；用食饵的方法补充人体的精气，增进气血畅旺，并调节人体阴阳的偏盛；医药则用以补偏救弊、治病救人。将食饵、医药与气功辩证地、科学地配合运用，可以相得益彰。

三、峨眉十二庄有丰富的中医内涵

1. 中医理论在峨眉十二庄中的体现

中医理论在峨眉十二庄中有广泛的应用，比如其动作依据经络——内景经络的浮支与里支流注理论，尚蕴含着整体论、辩证论、动静相对论、阴阳平衡论、呼吸论、心神论、气脉流注规律论、大小周天论、劳逸论、服饵论，以及练功的八触论、八幻论、五色幻景论、禁忌论、偏差论等与中医密功相关的理论和方法。

2. 针灸、推拿、丹药及诊断方法在峨眉十二庄中的体现

在针灸方面有正经穴与108奇穴秘传、盘龙针法；诊断方面有望诊神术，二十部分经候脉法（即遍诊法）；推拿方面有内功导引按跷术，方药方面有大小丹药。现对推拿方面的天罡指穴法作简单论述。

峨眉十二庄的每一式都可用在练功和推拿两个方面，可祛病强身、益寿延年，并可用于治病救人。也就是说，峨眉十二庄的每一式都同时为修炼内功、气功按摩奠定了基础，比如说五指描太极的方法可演化为

冲天杵劲、日月扣劲、蛇头劲等可以广泛应用于临床。

四、峨眉十二庄联系了气功中医

锻炼峨眉十二庄，用气功来调整人体的气脉循环，增强五脏六腑及筋骨皮肉的功能，以抵抗疾病的侵袭；用食饵的方法补充人体的精气，增进气血畅旺，并调节人体阴阳的偏盛；医药则用以补偏救弊、治病救人。将食饵、医药与气功辩证地、科学地配合运用，一定会相得益彰，在临床上也一定会取得更加令人满意的效果，并且对于它们各自的发展、完善和提高人民养生保健的整体水平，必将起到积极的推动作用。

实践气功有助于对中医的学习

一、中医的治学方法

从有人类以来，我们的祖先通过远观近择的方法认识世界，它在祖国医学理论中，也可概括为"外求"与"内求"，"内""外"两条道路有基本不同之处。所谓"外"者，是指医者通过对患者疾病外在征象的观察、分析、研究，推知其疾病的内在原因，进而运用于临床的诊断和治疗。"内"是指古人通过"内视"的方法发现了"气化论"、"经络论"，经过不断的积累，建立了祖国医学独特的理论体系。因为这种历史渊源，古代很多著名医家同时也是气功修炼大家。

二、实践气功有助于理解中医理论

1. 气功体证经络气化

《黄帝内经》的首篇《素问·上古天真论篇第一》中说："夫上古圣人之教下也，皆谓之，虚邪贼风，避之有时，恬淡虚无，真气从之，精神内守，病安从来。"

对于这段经文，人们大多只是从理论和文字方面去学习和研究它，依稀仿佛，似懂非懂，而且并未再做更深、更透的实践和体会。比如：如何"精神内守"？怎样"恬淡虚无"？不明白和实践这些具体的理论和方法，"真气从之"、"病安从来"便成为一句空喊的口号。

为医者对气功身体力行、亲修实证。实际去体会气化论、经络论在体上的具体情况。否则仅凭理论学习，那等于是"盲者说色"，所以我们学习中医和中医的气化论，经络论，一定要理论结合实践，正所谓实践出真知。

即医者运用《黄帝内经》所说的方法，用"内视功夫"在自己身上亲自实践、体会"真气"的发生、变化、运行的规律，从而推己及人，以知疾病的所在和相互关系的影响。这样才能真正地从根本上认识疾病发生的真实原因，从而制定更适宜的治疗方法。中医的气化论、经络论及其在针灸上的子午流注，在内科的表里传变等许多精深的理法，都是古人在运用"内视"方法的基础上而发现的。

2. 气功对理解脏象学说的帮助

中医认为人体是一个以五脏为中心的统一的整体，每个脏器统领一个系统，实践气功可以帮助对这些系统的理解。比如中医讲肺主气、司呼吸，在体合皮毛。对肺合皮毛的解释，除了取象以外，我们认为还有一个重要原因是皮毛与肺同具有呼吸的功能，峨眉派认为练功中呼吸有九重境界，其中之一就是皮毛呼吸。还有对肺与大肠相表里的理解，经络的联系是一方面，还有一方面是二者气的运动形式类似。肺主宣发肃降而以降为主，即"于气司降升，开合与之伍"，大肠为传导之官，以通降为顺。所以肺与大肠相表里。

3. 从气功角度理解五行学说

练功过程中，当达到一定程度后，练功者可能会看到各种颜色的气或光，这些光或气，或单色或杂色，或明或暗，或聚或散，变化万千，实际上，这都是由于脏腑气脉变化而产生的幻觉，这些幻觉正好可以用于反证"五色应五脏"的理论，比如见到白如白玉或如皎月，且光圆而无缺者，为肺脏正常；白如云如雾者，为肺不足之象；白如霜雪，形如晶盘，为肺有余之象。根据这种现象，可以从另一个角度理解五行学说中五色五脏相对应的关系。

三、气功与针灸推拿

针灸推拿是中医学重要的治疗手段，它是通过医者运用针灸或一定的手法作用于患者一定的部位，以达到激发人体正气，去除病邪的作用。气功对针灸推拿的辅助作用体现在以下几方面：

其一，针灸推拿学的理论依据是经络学说以及腧穴理论，练习气功是认识经络、腧穴的重要途径。

其二，在临床上运用推拿治法，对体力的消耗比较大，练功可以增加人体的内力。兹以"虎爪劲"一式为例：虎爪劲是天字庄、地字庄以及小字庄中的一个正式架子。它的架式是将五指伸直，各指的末梢两节呈强度屈曲，拇指与其余四指呈对握状，力贯指尖，形如虎爪，故名。此式在功法操作中，可将由手三阴经运行到掌心及指尖的内气，通过十指井穴转移到手臂的阳面，以炼手三阳经，使阴阳气机皆得同练。常练此式，还可使两掌及十指的内力大增。导引按摩则常用此式的耙法、钩法、抓法治疗头部及四肢的疾病。

其三，练功之后，会对患者体内的反应变得更较敏感，有助于根据针下和手下的感觉适当的调整所选手法即其强度，使患者增加对医生的信心。

学习中医指导气功实践

一、学习中医理论，客观认识气功

有些人对气功的疗效体会很深，因而强调气功万能说，主观地主张完全以练功夫来治病，而否定药物和服饵的配合。根据客观的事实，使用气功疗法治病，一点药也不用，确实也治愈了很多的患者，但是，假定气功是万能的话，那么从古到今，精通气功的人，就应该长命百岁，不病不死而永远活着了。可是古今流传气功专家，他们而今安在呢？在客观的条件下，一切事物在不断地变化着、发展着，既然有生，必然有死，违反这一规律是不可能的，这证明气功的疗效是相对的而不是绝对的。

但是，练习动功，可以疏通气血，使全身的气脉运行和度，气功讲究调身、调气、调神，通过三调，达到形神协调。

二、对练功反应的理解和对治办法

在我们练功的过程中，由于形体的动作、冥想的观照、集中、安宁，身心的协调，进而引起体内经络气脉的运行和脏腑气血的流注，因此会在身体或精神上出现各种各样的感觉或现象，古人把它们总结归纳为外景八触、内景八幻和五色幻景三大类。

根据中医理论，这些都是由于自身脏腑或经络气血郁滞、阴阳气脉不平衡而出现的反应。是由于身体放松思想安静而体察到身体气机发动后所产生的阴阳交战、调节平衡的生理病理现象。是气脉运行或与疾病做斗争的反应，是练功过程中较为常见的现象。

练功中的八触为寒、热、酸、麻、胀、痛、震踔舞蹈、筋惕肉瞤，比如震踔舞蹈产生的原因是气机发动过甚，乱窜于经络。或因妄用"以意领气"的方法，气运行到一定部位而不能归元的原因。如果动象过时，则将是练功出现偏差的前兆，当如法制伏，不可任其发展。如果是大动不可收拾的现象，必须请师，分析受病的具体经络与关窍在哪里，然后用点穴法即可治之。比如坐中发现左右摇摆肩头，或者左右肩头向上向下地一起一落，都是左右相应，很规律，两边摇摆相同。可以利用中医推拿的方法进行对治，先用龙衔珠劲双取"三阳邃"，继续再用单手的豹扑劲，独取"大椎穴"。用豹扑劲的大拇指，以指头面贴着大椎穴，指头贴好之后，随即运动大指头，向掌心一收，拨动骨椎两侧的一股细筋，好像弹琴似的，往复三五次，令那根细筋叮当作响，施术的人和对方都会听见这种清脆的琴音，以此为度。

练功的八幻分别为：忽长、忽短、忽胖、忽瘦、身躯分离、飞行、坠地、如居火炉中，练功中出现身躯分离的感觉，有些人认为是功夫达到了很高深的境界，实际上从中医的角度分析，出现身躯分离的感觉往往是阳亢于上的结果，应该进行调理。

三、根据中医理论辨证教功

中医讲治病要讲辨证论治，其实，练功也需辨证选功，比如练习峨眉十二庄以天字庄、地字庄为基础，以后的进度则需以各人身体阴阳虚实的不同而具体发展。如哪种身体该先练哪一庄，再次、再三又该加练哪一庄，逐渐增加，以优胜次序直至把十二个庄法全部练完。绝不可以千人一功、千病一法，死板地练功，否则必然是事倍而功半，甚则有害而无益。同时天字庄象天，可以升阳益气，地字庄则地，可以滋阴潜阳。

练习静功也是同样的道理。静功分为两种练法，周天搬运法和归一清静法。这两种方法，练的方法不同，作用也因之而有差别。因此，运用中医的理论严格分析它，根据各自适应的症候，不可采用错了，兹浅述如下：（一）周天搬运法的要诀与适应症：这种方法的适应症，以"阳虚"或者"气虚"的人为最适宜。所谓"阳虚"的现象，一般症状最主要的是怕冷；其次是打瞌睡，食欲不振，精神疲乏，容易感冒，脑力减退，全身酸困，消化不良等等。所谓"气虚"的现象，一般的症状，主要是自觉气短，打呵欠，胸膈闷，一劳动就出汗，容易疲乏，上下楼梯觉得气急等等。根据上述一般的症状，辨证"阳虚"或者"气虚"，再照这个方法练功。（二）归一清静法的适应症，以"阴虚"、

"火逆"的人最为适宜。所谓阴虚、火逆的一般现象，最主要的病况是怕热，不但夏天怕热，连冬天也怕近火炉。长期失眠，睡不沉熟，合眼则梦，烦躁不宁，无故善怒，面如酒醉，或面色青苍，眼内有红丝斗睛，或白眼膜黄色昏浊，五心出汗，入眠后每出盗汗。头昏不清，手足时发微烧，小便每觉余滴未完。自觉上重下轻，或者两腿疲乏。如上述这一类型的患者，可以适宜采用这一种练功方法。

结 语

峨眉十二庄是众多优秀功法之一，任何优秀功法都一定融合了气功和中医双重理论作基础，实践气功有助于对中医的学习，同时，学习中医也有利于指导气功实践。

（六）感恩卫生厅长续恩岚

1988年4月26日，原山西省副省长、山西省政协副主席张天乙《在山西省气功科学研究会成立大会上的讲话》中谈到："我省的气功工作，早在五十年代末至六十年代初在国内就有一定的影响。当时在山西省中医研究所工作的气功医师周潜川，在北京工作的山西榆次籍人胡耀贞气功师，对气功均有较高的造诣，并有气功的专著问世，他们的'峨眉十二庄'、'静动气功'等功法在国内很有影响、流传甚广，近年来他们的传人和学生在我省为推广这些功法做了许多工作。"

也因此，对于当时的山西省气功科学研究会而言，从成立之日起，就特别重视周潜川先生以及他所传承的峨眉派医学与功法。所以，当我第一次去拜访原山西省卫生厅厅长、时任山西省气功科学研究会理事长的续恩岚时，他特别高兴并鼓励我要"一门深入""精而后博"。

据《山西省卫生厅简史》（李俊峰主编，山西人民出版社，2007年9月第1版）《历任厅长简历》载：续恩岚（1925-1996），汉族，山西省沁源县人。1941年毕业于太岳中学，1941年12月参加革命工作，1943年3月加入中国共产党。曾任沁源县尚义村小学教员，沁源二区青联会主席，沁源县青联会宣传部长，霍县农会宣传部长，中共绛县委办公室主任等职。中华人民共和国成立后，历任中共新绛县宣传部部长、县委副书记，中共运城地委办公室主任，运城镇党委书记，河津县委第一书记，山西科学分院物理所书记，新绛、临汾、曲沃县委书记，临汾地委常委、文教部长、宣传部长，临汾地委副书记、行署专员等职。1983年10月至1987年10月担任山西省卫生厅厅长兼党组书记。中共山西省第二次、第三次、第五次代表大会代表，在山西省第五次党代会上当选为山西省顾问委员会委员。曾兼任山西省统计学会会长，山西省计划生育协会副会长，山西省盲人按摩学会会长，山西省卫生经济学会顾问组组长，山西省医学气功科学研究会理事长，山西省气功科学研究会常务理事长兼秘书长，山西省顾问委员会体协副主席。撰写有《费省效宏开发水利资源》、《论农业生产的发展》、《关于党对文教工作的领导问题》，著有《气功养生入门》。

自从认识续厅长之后，我就经常得到他老人家的指导、支持与帮助。记得他曾对我说："小张，你把中医学好，再配合上针灸、推拿、气功，那真是如虎添翼……。你还很年轻，最好在理论方面再进一步提高一下，我这几年研究了不少气功、中医理论，你有时间就来我家里，我可以尽我所知讲给你听……"。所以续厅长还经常给我推荐一些阅读和学习的书籍，以帮助提高我的文化修养和中医、气功专业水平。推荐的书籍范围很广，古今中外都有，并且大多是他先读过、筛选之后，认为适合我阅读的才推荐给我。至今我还保存着一张1994年12月他写给我的一张阅读书单，睹物思人，感慨万千。

为了帮助家境贫寒的我能够顺利参加中医大学的学习和自学考试，续厅长就安排我到省气功科学研究会办公室工作，让我"勤工俭学"。气功研究会的办公室就设在山西省卫生厅办公楼内，我差不多每周去2～3个半天，帮忙接待来访者以及整理资料、信件等，工作之余就在办公室内练功。也是在那段时间，让我有机会见到卫生、体育、民政等很多领域的领导、专家，也曾接触过来自省内外的许多"气功大师"。于我而言，不仅开拓了眼界和学识，而且还帮我解决了"学费"等的实际问题。

1995年，中医大专自学考试的所有课程全部合格后，我开始进入到山西中医学院附属医院进行临床实习，对于"先临床后上学"和"无证行医"早已多年的我而言，实习课并没有那么紧张。有一天，续厅长问我说："明亮，你自幼从师学医练功，除了气功之外，推拿、针灸、中药等，你想在哪个方向更提高一步呢？"因为考虑到我的几位老师在气功、推拿、中药等方面已经够我学习的了，所以我便选择了"针灸"，以弥补我的不足。续厅长听了我的选择之后，说："很好！那我就给你推荐一位最好的针灸老师，他的名字叫师怀堂！"续厅长当即就打电话给师老，并向师老介绍了我的情况。随后，他又亲笔写了一封推荐信，让我去见师老时当面递呈！

以上所述，都是促成让我有机会投师于师怀堂老师门下学习九针疗法的因缘与福分！感恩续厅长，感恩这些所有的"顺缘"！

二、登门拜"师"学九针

（一）初叩"师"门"惊心动魄"

1995年8月10日，我带着原山西省卫生厅长、山西省气功科学研究会理事长续恩岚给我写的亲笔推荐信，独自一人叩开了师怀堂老师家的门。

进到屋内，看到客厅中有好多人，但却都鸦雀无声，原来是师老正在给慕名上门的患者做针灸治疗呢！

正在接受治疗的是一位成年女性患者，所患疾病是口眼歪斜症，属于中医"中风"的病症，也就是西医所说的面神经麻痹，也称为面瘫。这种病属于一种常见病，多数病人往往于清晨洗脸、漱口时突然发现一侧面颊动作不灵、嘴巴歪斜。病侧面部瘫痪，前额皱纹消失、眼裂扩大、鼻唇沟平坦、口角下垂，做露齿动作时口角向健侧偏歪。病侧不能做皱额、蹙眉、闭目、鼓气和噘嘴等动作。鼓腮和吹口哨时，因患侧口唇不能闭合而漏气。进食时，食物残渣常滞留于病侧的齿颊间隙内，并常有口水自该侧淌下。由于泪点随下睑内翻，使泪液不能按正常引流而外溢⋯⋯

只见师老先是用梅花针在患者面部、头部、颈部，还有胸部、颈部叩刺了一会儿，有些部位有些微微出血；然后又用火针在酒精灯上烧红之后点刺患者的头维、攒竹、太阳、四白、下关、风池、风府等穴，看着通红的火针刺入患者的皮下，听到"吱吱"的响声；接着师老又用镵针伸到患者口内，在颊黏膜上划了好几道口子，鲜血直流⋯⋯（当然这些针具是我后来学习九针之后才知道它的名字，当时甚至都怀疑这些哪里是"针"啊！）

第二位患者也是一位女性，所患疾病是肩周炎。肩周炎，又称肩关节周围炎，俗称凝肩、五十肩、漏肩风等。是以肩关节疼痛和活动不便为主要症状的常见病症。本病的好发年龄在50岁左右，女性发病率略高于男性，多见于体力劳动者。如得不到有效的治疗，有可能严重影响肩关节的功能活动。肩关节可有广泛压痛，并向颈部及肘部放射，还可出现不同程度的三角肌萎缩等。

师老给这位患者治疗时用了很多种方法，磁圆梅针、毫针、火针、锋勾针、三棱针、梅花针、手法按摩等等，尤其是锋勾针在患者体内勾割时"咯吱咯吱"的响声、三棱针点刺后的鲜血直流⋯⋯给我留下了深刻的印象。

不过，最最印象深的是，这些患者经治疗之后，当场即有非常显著的疗效，简直就像魔术般的神奇效果！

虽然我早已学过针灸、推拿，也早已开始给人治病了，但第一次看师老用"九针"给人治病，于我而言，简直就像是在看"表演"，这些针具我几乎都是第一次见到，这些治疗方法也是第一次，所以看的我不仅"眼花缭乱"，而且还看得我心惊肉跳、手心冒汗，甚至开始怀疑我之前所学的针灸方法⋯⋯

（二）九针"第一课"

一直等到病人全部治疗结束之后，我才赶紧把续厅长给我写的推荐信递给了师老，师老看完之后笑着说："小张啊，你的情况续厅长已经给我介绍过了，知道你既学医、又练功，这很符合传统中医的学修之路。听续厅长说你主要学习的是周潜川老先生所传的峨眉派医学与气功导引，这很好，也说明我们很有缘。因为其实早年前我也曾了解和学习过周先生所传的医学，尤其是针灸医学方面，不过这件事情等以后有机会我再慢慢给你讲吧，我先给你介绍一下九针和刚才治病的情况吧。"

师老先从《黄帝内经》开始给我简单介绍了古代九针的源流，接着给我逐一介绍了他发明的九针针具，以及每种针具的主要功用与主治病症。然后重点介绍了刚才治病所用的梅花针、磁圆梅针、火针、锋勾针、镵针等。

师老对我说，学习针灸，经络、穴位是施针的具体部位，也是辨证施针治病的关键，所以必须要"烂熟于胸"，这是学习针灸基础中的基础。从某种意义上说，经络、穴位是"活"的，是由"气"构成的，或者说它本身就是"气"。所以针刺入身体穴位之后，还需要进行"搜气"，一直到"气至"，而并不是只要针刺入穴位后就可以了。

针刺疗法的第二个基础就是针具，所谓"工欲善其事必先利其器"！《灵枢·官针第七》说："凡刺之要，官针最妙！九针之宜，各有所为；长短大小，各有所施；不得其用，病弗能移！"针具是针刺治病的工具，如果不能熟练掌握各种针具的用法、功用与主治，那么针刺治病的主治范围就会大大减小，治疗的效果也会受到限制。反之，则不仅能提高疗效，而且可以治疗更多种类的疾病。所以，师老常说"若得其用，善起沉疴"！这也是师老研创、发明新九针针具的初衷与贡献！

梅花针，几乎没有禁忌症，临床中对于很多疾病都有非常好的疗效，而且操作简单、痛苦又小，所以学习新九针要先从梅花针开始。接着，师老便给我讲述了关于孙惠卿老先生运用梅花针的轶事，以及师老学习、研究、改进、发明师氏梅花针的经过（详见前述，此处从略）。

想要学好九针，还需要"修炼"和具备"佛心屠手"。治病救人，需要医者怀有一颗"如佛一般慈悲的心"；施术治病，下手要如"屠夫宰牲"一般坚定果敢，要努力做到"心慈""手狠"！

没想到第一次见面，师老就滔滔不绝地给我讲课，我初叩"师"门，便成了师老给我上的"九针第一课"了！

（三）在"上山下乡"中成就九针

在那个举国上下"上山下乡"的时期，师老于1973年也被"下放"到农村。他先到了山西省芮城县，芮城县现隶属于运城市，位于黄河中游、山西省西南端，与陕西省大荔县、河南省灵宝市隔河相望，是著名的"八仙"之一吕洞宾的故乡。芮城县及所在的运城地区，文化底蕴极其深厚，古代更是名人辈出，如关羽、关平、关兴、薛仁贵、柳宗元、王维、王勃、关汉卿等。当地民间的中医也各具特色、影响广泛，直到今天很多中医的特色专科在当地依然非常有名。师老在当地时，利用针灸治病的机会，四处打听有"绝招"的民间医生，工作之余便去寻访、拜访、交流、学习。师老曾对我说过，火针、锋勾针等的发明与运用，即受到当时、当地的很大影响和启发。

在芮城"下放"没有多久，师老就又被调到了山西省昔阳县。昔阳县，位于山西省的东部，太行山脉的西侧，现隶属于晋中市。当年举国上下"农业学大寨"、后被称为"中华第一村"的大寨村即在该县下辖。由于昔阳县位于山区，当时更是经济落后、缺医少药。所以师老在昔阳县"开诊看病"之后，每日病人都是络绎不绝，很多时候都排着长长的队伍，并且来诊的病人不分男女老幼、内外妇儿，各种病患都有。师老曾不止一次地给我说过，就是在那段时间，他积累了大量的治疗经验，使他的"九针疗法"在最基层的"第一线"临床中得到了广泛的运用与提高！师老在昔阳县一待就是5年，这期间除了每日的应诊之外，他还积极编写针灸教材，并举办多期针灸培训班，培养了大批的赤脚医生。

也许正是因为这段经历，所以师老经常对我们这些学生说，有机会一定要"上山下乡"，到广大的农村去锻炼，去最基层的"第一线"做临床治疗的"实战"。只有这样，才能真正做到理论联系实践、实践验证理论。也是在师老这种思想与教导下，后来我也曾离开省会太原，下到临县山区的农村义诊，到晋中山区的煤矿出诊，后来还在山西的晋城市独立开设诊所3年之久。这段经历无论是对我医疗技术的提高，还是医学理论的实践，以及对疾病、患者的认知，当然还有九针技术的临床应用，都有着极大的提高与重要的意义。甚至可以说，师老以及我，都是在"上山下乡"的过程中，练成或成就了九针疗法。

（四）广荐名师

师老对于来学习九针及中医的人，几乎是来者不拒、毫无保留。他经常教导我们，古人常说"教会了徒弟，饿死了师傅"，练武术的也常说"教会了徒弟，打死了师傅"，所以常说师傅教徒弟时要"留一招"，师老说这种"保守"的思想和做法，对于特殊时期、以及涉及到生存甚至生命的时候，我们可以理解，但对于治病救人的医术而言，绝对不能"保守"，如果每代师傅都"留一手"的话，医术不免会逐渐失传，而何以救人？在多年跟随师老学习中医、针灸的过程中，深深地感受到师老是这样说的，更是这样做的！对我们这些弟子、学生，他几乎是手把手、不厌其烦地教给我们。所以师老的弟子、学生众多，真可谓是桃李满天下。而且，师老思想也非常开放，只要听说谁有一技之长，他经常不耻下问、上门求教。因此也经常鼓励弟子、学生们向其他老师学习，对于这一点我就有着深刻的体会和经历。兹举数例如下：

1. 国医大师贺普仁

我大约从1996年开始，应国家体育总局的邀请，经常去北京参与"健身气功"的一些相关工作，所以常往来于京晋两地之间。师老便给我推荐北京的名师，让我去拜访、学习，他向我推荐的第一位老师就是贺普仁！

贺普仁（1926-2015），字师牛，号空水，河北省涞水县人。首届国医大师，"人类非物质文化遗产代表作名录——中医针灸"代表性传承人，针灸"三通法"创立人，主任医师、教授。曾任中国针灸协会副会长、北京针灸学会会长、北京针灸三通法研究会会长、北京八卦掌研究会副会长、中国国际针灸考试中心副主任等。著有《针灸治痛》、《针具针法》、《针灸歌赋的临床应用》、《毫针疗法图解》、《火针疗法图解》、《三棱针疗法图解》等。

师老说，他与贺普仁老师是多年好友，在针灸学术方面，尤其是火针、三棱针等方面有很多"不谋而合"，"英雄所见略同"之处，故多有心心相惜之谊。而贺老不仅精通针灸医术，于武术尤其是八卦掌亦有着很深的造诣。师老认为这一点与我练功、学医之路相通，故而首先让我去拜访贺老。

翻遍了我的笔记本，实在找不到也想不起来去拜访贺老的具体时间了。大约是在1996年左右的一天，我带着师老的亲笔推荐信，在北京琉璃厂附近的一个典型的"北京四合院"内见到了贺普仁老师。正巧他正在给患者针灸治疗，我便在旁边观摩学习。记得当时见贺老施用"火针"的办法，还是用烧灼毫针进行点刺，所以每针一次即需丢弃而换新针。治疗结束之后，贺老热情地接待了我，我则就火针、毫针等方面的一些技术和问题，尤其是气功、武术与针灸的关系等向贺老进行了请教！贺老学识非常渊博，引经据典，信手拈来。关于师老运用"滞针"行气的方法，以及被称为"峨眉针功"的"峨眉十二庄·大字庄"我都向贺老现场做了展示和汇报。贺老大加赞许，同时还勉励我要努力开辟这条"道"路。记得那天我们聊得很开心，贺老兴之所至，欣然命笔，为我写下了"气针之要，用当通神"。对我而言，这既是教导，也是鼓励！

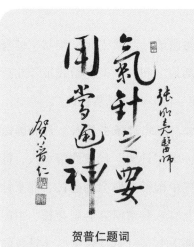

张明亮医师

气针之要

用当通神

贺普仁

贺普仁题词

2. "中医司令"吕炳奎

1997年3月25日，我在北京出差之前去看望师老。师老对我说这次去北京一定抽时间去拜访我们的"中医司令"吕炳奎老先生，当即便写了一封推荐信，要我去北京后面呈吕老。只是后来阴差阳错，终未能够见到吕老，甚为遗憾！而师老写的这封推荐信却一直保存至今，现在看起来显得更加珍贵了！

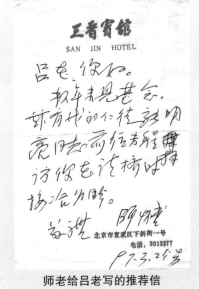

吕老：你好！

数年未见，甚念，兹有我的仁徒张明亮同志前往专程拜访，你老请挤时间接洽为盼。

敬礼

师怀堂

97.3.25号

师老给吕老写的推荐信

但也因为这个缘由，因而我特别关注吕老及其学术动态。以至于很多年后还曾去拜访过吕老之子，对易学、医学、哲学、气功学均有着很深造诣与独特见解的吕嘉戈先生。

对于新中国成立之后的中医界而言，吕炳奎这个名字可谓是无人不知无人不晓。他是新中国成立后的第一任卫生部中医司司长，是师出名门的中医泰斗，是为新中国解放战争流过血、负过伤的革命战士，是电影《51号兵站》中"小老大梁洪"的原形，是为新中国中医药事业的传承做出过重大贡献的人……师老及很多人则都亲切地称他为"中医司令"。

其实，吕老对于气功学的发展也十分关心，他曾担任过中华全国中医学会气功科学研究会理事长、《中华气功》杂志主编、中国气功科学研究会顾问等；曾为《气功疗法集锦》、《中国气功大全》、《中国名家气功养生术》等很多气功类书籍写序、题词；1995年1月8日，农历腊月初八，吕老还专门收了一名气功师为徒。

　　3. 卫生部长胡熙明

　　师老经常提到原国家卫生部副部长、国家中医药管理局局长、中国针灸学会会长胡熙明，他说胡老对中医药及针灸的发展曾做出过很大的贡献，对于老家山西的中医药事业，尤其是九针疗法，曾给予了很多的支持和帮助！所以师老在其大作《中医临床新九针疗法》一书中特别将胡老的题词放在了该书的最前面，也是该书所录的唯一一幅题词，可见师老对胡老的重视（题词图见前述）。

　　2000年4月，师老主编的《中医临床新九针疗法》一书由人民卫生出版社正式出版之后，师老便在第一时间签名、钤印，让我找机会给胡老送去，但也是因为种种原因，终未能面呈胡老。师老后来便把书送给我留作纪念，而那封给胡老的推荐信，我也一直保存至今。

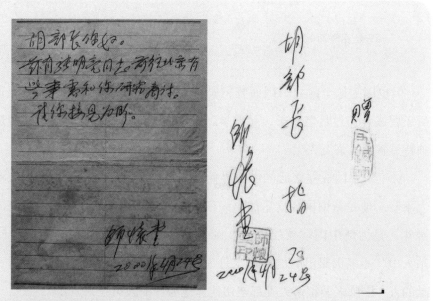

师老亲笔推荐信及签名钤印赠送胡熙明部长的《中医临床新九针疗法》扉页

（五）我的"毕业论文"——《师怀堂运用秩边穴临床治验举隅》

从1995年续厅长举荐我投入师老门下，到2000年时已经跟随师老学习九针疗法近5年了。在师老的要求和指导下，我写了一篇文章《师怀堂运用秩边穴临床治验举隅》，作为我"出师"的"毕业论文"，这篇文章完成于2000年6月，后经师老审阅并签字、盖章后于7月交给了《山西中医》编辑部。因该刊为双月刊，所以文章正式发表于《山西中医》2000年第6期。本来当时我最初的计划是要写一系列数篇文章的，后来知道发表这类文章不仅不能赚"稿费"，反而需要作者交"审稿费"，虽然没多少钱，但对于"穷人出身"、比较拮据的我而言，也便打消了继续发表稿件的念头。这里我把《师怀堂运用秩边穴临场治验举隅》全文附录于此，供大家参考！

师怀堂运用秩边穴临证治验举隅

张明亮　指导　师怀堂

（原文发表于《山西中医》2000年12月第16卷第6期）

关键词：师怀堂；秩边穴；痛经；慢性前列腺炎；尿失禁；老中医经验

中图分类号：R224.2 **文献标识码**：A **文章编号**：1000-7156（2000）06-0036-01

师怀堂主任中医师业医60余年，现已80岁高龄，一直致力于针灸临床治疗与研究。1995年以来，笔者投师于师老门下，面聆教诲，受益良多。今举师老运用秩边穴验案3则，以飨读者。

1. 痛经

张某某，女，23岁，1995年11月8日初诊。

痛经 9 年。患者 14 岁月经初潮时少腹微感疼痛，此后每次经行前即出现少腹胀痛，并持续到经期结束才消失。近年痛势加重，并伴有乳房胀痛，经色紫黯，有血块，月经周期正常。患者曾多方医治，效不甚显。此次经期将至，腹痛难忍 2 天，两乳肿痛不可触摸，舌色紫黯、边有瘀点、苔薄白，脉弦。证属气滞血瘀，治宜行气通经、活血止痛。治法以毫针深刺双侧秩边穴约 4 寸，针尖斜向内上方，使针感放射至子宫及少腹部，并用"滞针"手法加强针感。少顷，将针提至天部，改针尖斜向外下方深刺，使针感向腿及足趾放射，捻转数呼吸后即可出针。患者经上法治疗，疼痛即止。隔日又针 1 次，经血畅行，未痛。次月约经前 4 天左右开始针刺，隔日 1 次，共治疗 3 次，经行未痛。为巩固疗效，第 3 次经行前又如法治疗，共 3 次，再未痛经。随访 5 年未复发。

按：痛经一证，多因气血运行不畅所致。秩边穴属足太阳膀胱经，具有疏通经络之功。针刺双侧秩边穴，并采用"滞针"手法，使针感直达病所，可引起子宫收缩，起到行气、散瘀、止痛的作用。针刺秩边穴治疗痛经，具有取穴少、见效快、疗效好、不易复发等特点。

2. 慢性前列腺炎

张某，男，53 岁，1996 年 10 月 12 日初诊。

尿频、排尿不畅 2 年。病情时好时坏，严重时伴排尿疼痛、会阴胀痛、肛门下坠隐痛、全身乏力。某医院诊断为慢性前列腺炎，曾服用前列康片、复方新诺明片、阿莫西林胶囊及中药治疗，效果不明显。患者来诊时诉少腹胀满，会阴部下坠隐痛，尿频、排尿不畅，舌质淡、苔薄白、脉沉细，证属脾肾两虚，治宜健脾益肾。治法：a. 毫针深刺双侧秩边穴约 4 寸左右，针尖平向内侧与骶椎正中呈 60° 左右角度，并采用"滞针"手法以加强针感，使针感向阴茎、会阴、肛门及少腹部位放射，留针 30min。同时配针三阴交、肾俞、脾俞等穴。b. 以细火针烧红点刺肛门周围的皮肤，速刺不留针，进针约1～1.5寸，每侧刺3～5针。隔日治疗1次。治疗1次，症状即明显减轻，共治疗6次，诸症消失。随访2年未见复发。

按：慢性前列腺炎属中医劳淋、癃闭、白浊等范畴。行强刺激手法针刺秩边穴，可刺激支配前列腺体的骶3、4神经和腹下丛神经，改善前列腺体局部血液循环，促进炎症的吸收。配合针刺脾俞、肾俞、三阴交等穴以及用火针点刺肛门周围，共同起到健脾益肾、缓急止痛、消除症状、标本兼治的效果。

3 尿失禁

郭某某，女，57岁，1996年4月6日初诊。

患尿失禁3年余。有时刚站起小便就自行排出，每当咳嗽时亦有少量尿液外溢，伴四肢无力、怕冷、大便溏，舌质淡、有齿痕，舌苔薄白，脉沉细无力，证属脾肾阳虚，治宜温阳益气、健脾益肾、佐以固涩。治法：a.毫针深刺双侧秩边穴约4寸，针尖斜向内稍偏下，使针感传至外生殖器及会阴部，并用"滞针"手法加强针感，不留针。b.以细火针点刺中极、关元、气海、脾俞、肾俞、膀胱俞等穴，速刺不留针，腹部穴刺2～5分，背部穴刺1～3分。隔日治疗1次。经上法治疗3次，症状明显减轻，共治疗12次后诸症消失，随访3年未复发。

按：尿失禁一证，大多因肾气虚弱、下元不固、膀胱失约所致。中极、膀胱俞为俞募配穴法，具有疏调膀胱的作用。关元、气海则补益下元之虚衰。脾俞、肾俞补益脾肾。施以火针，既为强刺激之手段又可增强温阳益气的功效。

作者简介：张明亮，男，30岁，中医师，山西怀堂九针研究所（太原030009）。

（收稿日期：2000-08-11，修回日期：2000-11-20）

（六）师老给我的"出师文书"与"学术继承人"

2000年7月，我跟随师老学习，一晃已经5年了。在这5年中，方方面面都让我学到了很多，师老对我的学习也非常满意，并且还专门写了一份"出师文书"，以资鼓励和纪念。文书全文如下：

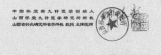

2000年师老给我的"出师文书"

一九九五年秋，张明亮医师经原山西省卫生厅厅长续恩岚同志介绍成为我的入室弟子。

张明亮笃实忠厚，虚心好学，加之底蕴深厚，悟性又高，随诊五年来，刻苦用功，孜孜不倦，于我的学术思想及九针之学继承全面，在九针研究与临床治疗中取得一定成绩。唯希再接再励，以期将中国怀堂新九针医学发扬光大，造福民众！

中国怀堂新九针医学创始人

山西怀堂九针医学研究所所长

山西省针灸研究所名誉所长 教授 主任医师

师怀堂 签名（印）

二〇〇〇年六月十九日

在我"出师"后的第二年，也就是2001年9月，师老还又专门给我写了一幅字，并明确题写我为其学术继承人，鼓励我要将九针发扬光大，而所题写的《九针之光》四个字，现在回想起来也是别有深意。

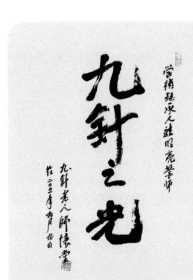

学术继承人张明亮医师

九针之光

九针老人师怀堂
于二〇〇一年九月九日

师怀堂题词

当然，"出师""毕业"对我而言，并不是随师学习的结束。从另外一个角度而言，甚至可以说是我再次学习的开始。虽然后来我因为国内各省及国外教学的任务越来越多，而看望师老的机会也越来越少，但只要我一回到太原，以及每年春节和八月十五这两大传统节日，我必定会去看望师老，这个习惯于我而言，是雷打不动、从未缺席！

（七）怀念恩师——"针灸泰斗"师怀堂教授

2012年5月26日，当我还在法国讲学之时，我的恩师、"针灸泰斗"师怀堂教授却永远地离开了我。

2012年7月1日下午，当我回到太原师老的家中祭拜时，那些熟悉的字画、书籍、针具等依旧如故，但我却再也看不到了敬爱的师老。一边听着师老长孙强强的介绍，脑海中却如电影般浮现出无数师老身影以及这17年来对我孜孜不倦的教诲。

1995年，经原山西省卫生厅厅长续恩岚的力荐，已经年逾古稀的师老破例将我收为入室弟子并悉心传授。多年来，无论我是在北京中医药大学举办九针培训班，还是到国外讲学、治病，师老都一直作为我的坚强后盾而鼎力支持。

2000年师老为了鼓励我继续努力学习与推广九针医学，特指定我为其学术继承人，并于2001年专门书写"学术继承人张明亮医师——九针之光"的书法条幅赠给我，以作纪念……

跟随师老学习17年来，我无论多忙，但是每年春节的拜年却从未缺过一次。

2012年1月26日（正月初四），我去给师老拜年，还把我新出版的《五脏的音符——中医五脏导引术》一书又送去几本，在一位大姐的帮忙下我和师老还拍了几张合影（有张合影已经放在当时写的一篇博文中了），可万万没有想到的是，这次见面竟然成了我们师徒的最后一次见面……

恩师已逝，恩泽永被！

师恩不忘，后世之师！

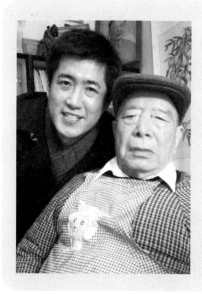

2012年1月26日正月初四我去给师老拜年时，请保姆大姐帮忙给我和师老拍的合影。没想到竟然成了我和师老的最后一次见面，虽然照片拍的没有那么好，但却非常有纪念意义。

三、"怀堂"、"九针"永流传

（一）一只古槐独秀春 九针复生功千秋

"一只古槐独秀春，九针复生功千秋"，这是师老在自家书柜门上亲自题写的两句话，深刻、生动地表达了师老的初衷与美好的愿望！

九针虽早在《黄帝内经》中即有详细记载，但由于种种原因，在后来医学发展中却逐渐隐匿，甚至到了不绝如缕、几近失传的地步！师老则发大愿、行大行，穷尽毕生的精力，使九针之术"如古槐抽新芽，似涅槃再重生"而再度中兴。九针复生，亦是"功在当代利在千秋"之举！

师老一生救人无数、教人无数！除了临床治疗之外，大部分时间都用于教学。师老的亲传弟子很多，真可谓是桃李满天下。多年来，师老还曾先后举办过很多期省内、国内、国际培训班，培养了一大批九针医学人才。这些弟子、学生直至今天很多依然在医疗的岗位上，甚至有些已经是大师、教授、专家级的学术权威了。

2017年10月9日，山西省人民政府正式发布文件，"九针疗法"被正式认定为山西省第五批非物质文化遗产名录。

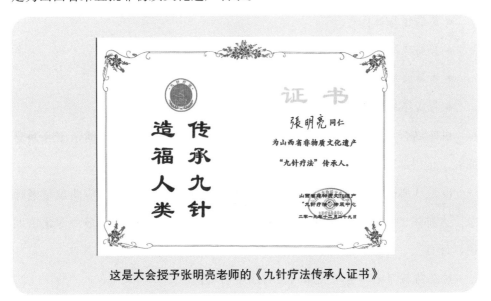

这是大会授予张明亮老师的《九针疗法传承人证书》

2019年12月31日-2020年1月1日，第三届九针疗法经验交流会暨九针疗法传承大会在省城太原山西日报会议厅隆重召开。来自全国各地的500余名九针专家相聚龙城，共享九针绝技，同谱九针新歌。本次会议共收到临床经验交流文稿133篇，PPT课件36份，整理成论文集20万余字。会议还评选出"九针功勋奖"、"九针元老奖"、"九针支持奖"、"九针疗法传承人"等，对他们在九针疗法传承过程中的卓越贡献给予肯定。这也标志着九针学术的繁荣、九针队伍的壮大及九针在临床上的百花齐放。

（二）师老支持我为北京中医药大学学生举办"九针培训班"

应北京中医药大学曲黎敏老师的邀请，2003年9月14日晚上19：00-21：00（白天我都在北京电影制片厂拍摄《健身气功·六字诀》的教学片，只有晚上才有空。记得当时我是从拍摄片场直接赶到学校的，所以连"妆"都还没来得及卸），我在北京中医药大学逸夫馆做了一场题为《从易筋经漫谈中医气功》的专题讲座，讲座的主要内容有：

- 习练气功与中医的基本关系
- 易筋经传承的特点
- 易筋经与推拿
- 易筋经与针灸
- 易筋经与中医四诊
- 易筋经与疾病治疗
- 易筋经与医者自身修习

讲座结合后，应现场广大师生的强烈要求，我为大家现场演示了一遍易筋经。记得那场讲座受到了在场师生的广泛好评。

也是从那次讲座之后，在2003-2005年的3年时间内，我曾应曲黎敏老师及广大师生的邀请，为北京中医药大学的学生们举办过多次、多个专题培训班，计有：

传统易筋经十二势与气脉内景功法培训班；

师怀堂教授针灸学术经验集萃系列讲习班；

峨眉天罡指穴法（内功推拿）培训班；

五脏与五脏养生培训班（健身气功·六字诀与峨眉五脏小炼形）

发现丹道中医专题讲座等。

记得当我向师老汇报说将要给北京中医药大学的学生举办九针培训班

时，他非常高兴并十分支持。我们一起商量确定了培训班的名称与系列课程的内容，师老还亲自提笔为培训班做了题词。

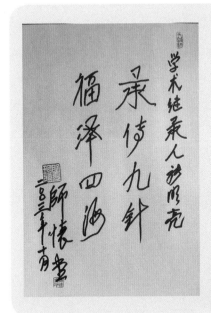

这是师怀堂老师为我给北京中医药大学学生举办九针培训班的亲笔题词

在培训期间，师老经常询问和了解有关情况，并给了我很多建议！师老还为培训班每位学员的教材——《中医临床新九针疗法》——题词留念，最后的《结业证书》也由师老和我亲笔签发。可见师老对于这次培训班的重视，他说希望能够借此将九针疗法发扬光大，造福于人类健康事业！现如今当年的许多学员已经成为了针灸专家、中医教授、医学博士等等，也许这才是对师老最大的回报吧。

第五章

九针"教外"有"别传"

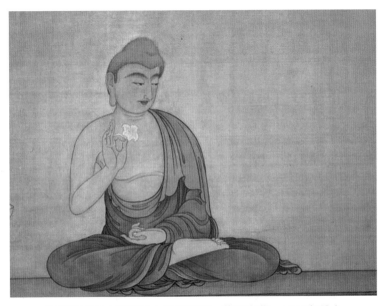

拈花微笑图（东京国立博物馆藏，菱田春草，1897年绘）

世尊在灵山会上，拈花示众。是时众皆默然，唯迦叶尊者破颜微笑。世尊曰："吾有正法眼藏，涅槃妙心，实相无相，微妙法门，不立文字，教外别传，付嘱摩诃迦叶。"

——宋·普济禅师

《五灯会元·卷一·释迦牟尼佛》

教外别传，原为佛教术语，本义是指如来言教以外的特别传授。因为佛教的"禅宗"不施设文字，不安立言句，直传佛祖心印，故称为教外别传。

佛教莲宗（即净土宗）第八祖、明朝莲池大师（公元1535-1615）在其所著《竹窗随笔》中曾对"教外别传"做过精辟的解释。他说：或谓，教外果有别传乎？则一代时教闲文也；教外果无别传乎？则祖师西来虚行也。曰：教外实有别传，而亦实无别传也。《圆觉》不云乎：修多罗如标月指。指非月也，谓"指外别有月"可也；而月正在所指中，谓"指外别无月"亦可也。执指为月，谓"更无月"者，愚也；违其所指，而别求所谓月者，狂也。神而明之，存乎其人而已。

关于介绍师老生平事迹、研创九针、医术医德的文章已经发表很多，但尚无专著及较系统的记述。而目前已经出版的有关九针疗法的书籍、专著（包括师老编著的《中医临床新九针疗法》）等，基本上都是以九针的具体技术与临床运用为主，单纯地从技术角度而言已经足够学习和运用了。为了帮助大家换一个角度、更立体地去认识和学习师老及九针疗法，我把这些书籍所讲述内容之外的、尚未见有公开发表或是师老"别传"给我的内容，做了初步的整理，并将一部分内容刊载于此，供大家学习参考之用，故曰："师门教外有别传"。

一、九针九要

从1995年至2012年，我跟随师老学习前后近17年之久，在师老耳提面命、口授心传的基础上，结合我自己多年实践及教学的经验，将学习九针的核心内容归纳为九条要领，名之曰"九针九要"。即：要以医学经典为圭臬、要以治病有效为宗旨、要以佛心屠手为心法、要以经络腧穴为基础、要以辨证施针为妙药、要以梅花针法为先锋、要以火针疗法为将军、要以锋勾针法为利器、要以毫针刺法为主师。兹分述如下：

（一）要以医学经典为圭臬

俗语有云：佛有三宝，佛、法、僧；道有三宝，道、经、师。其中的"法"和"经"，指的就是以"经典书籍"为代表的所有的正确方法，这些代表性的书籍也就是我们通常所说的"经典"。所谓经典，就是指具有典范性、权威性的，最能代表本行业精髓的，最具有代表性的，最完美的，且经久不衰的万世之作，是人类智慧的结晶。

佛语有云："深入经藏，智慧如海"。如果人们能够深入学习并正确理解和掌握这些经典的方法，便能够获得如大海般无尽的智慧。所以佛寺、道观中就把诵读经典作为每天早晚必修的功课，而称之为早课、晚课。而很多医者对医学经典的重视程度则远远不够，所以能够理解、掌握和运用这些经典精髓的人就更是寥寥无几了，这也是相对于古人，现在中医水平越来越低的重要原因。如果我们可以像僧人、道士那样重视经典，甚至把经典诵读作为每日必做的功课，行医治病均以医学经典为圭臬，长此以往，一定会大大提高我们的中医学水平。

（二）要以治病有效为宗旨

学医的最终目标是治病救人，所以可以说所有的医学学习，都是以治病有效为宗旨，故古人有曰："千方易得，一效难求"。理论来源于实践，只有不断地实践才能真正理解那些看似模糊，甚至有点"玄"的中医理论，实践出真知，说的就是这个道理。所以真正能够达到理法圆融的明医、名医很少见，这点就像清代著名诗人、散文家、文学批判家、美食家袁枚（公元1716-1798）在其所写的《与薛寿鱼书》一文中写到："医之效立见，故名医百无一人；学之讲无稽，故村儒举目皆是！"

（三）要以佛心屠手为心法

佛心者，慈心、悲心之喻也。治病救人，需要医者怀有一颗"如佛一般慈悲之心"。如唐·孙思邈《大医精诚》有云：凡大医治病，必当安神定志，无欲无求，先发大慈恻隐之心，誓愿普救含灵之苦。若有疾厄来求救者，不得问其贵贱贫富，长幼妍媸，怨亲善友，华夷愚智，普同一等，皆如至亲之想，亦不得瞻前顾后，自虑吉凶，护惜身命。见彼苦恼，若己有之，深心凄怆，勿避崄巇、昼夜、寒暑、饥渴、疲劳，一心赴救，无作功夫形迹之心。如此可为苍生大医，反此则是含灵巨贼。屠手者，屠夫之手，意指下针、下手治病，甚至处方用药，都要如屠夫宰杀牲畜一般坚毅而果敢，还要努力达到犹如"庖丁解牛"那样高超的技艺。这样对患者要心慈、心细，对疾病却要胆大、手狠。

（四）要以经络腧穴为基础

经络学说是中医学的重要基础，它是研究人体生理功能、病理变化及其与脏腑相互关系的学说。从某种意义上讲，经络学说对于中医的重要性，就相当于解剖学对于西医的重要性一般。所以历代医学家都十分重视经络学说，甚至有"不诵十二经络，开口动手便错"的说法。对于针灸、推拿、气功、导引等学而言，经络学说就更为重要了。经络以及腧穴既是重要的施术部位，也是临床诊断重要的反应点和依据，所以医者对于经络腧穴必须要"滚瓜烂熟"，这样临床时才能"胸有成竹"。

（五）要以辨证施针为妙药

辨证论治，是中医认识疾病和治疗疾病的基本原则，是中医学对疾病的一种特殊的研究和处理方法，也是中医学的基本特点之一。只有在辨证论治的基础上，才能够更好地"对症治疗"、"对症下药"。对于针灸疗法而言，亦复如是。什么样的病症，应该选取哪些经络、腧穴，选取九针中的哪些针具，才能取得最佳的疗效，所以说辨证论治是原则、辨证施针是妙药！

（六）要以梅花针法为先锋

梅花针是新九针疗法中的"先锋"，这是因为梅花针简单易学、安全有效，治疗疾病范围极其广泛，是新九针中最为常用的一种针具，也是学习新九针最易入手的针法，甚至人人可学、人人可用，非常适合普及而且又有很好的疗效。此外，临床中也可以通过梅花针叩刺患者之后的某些反应作为进一步诊断、治疗的依据，所以说梅花针是九针疗法中的"先锋"。

（七）要以锋勾针法为利器

锋勾针是九针疗法中的一把"利器"。这不仅仅是说针具的锋利，更是说它在临床治疗某些疾病的神奇疗效。锋勾针具有勾、割、挑等多种刺法，对于一些急性炎症、实证性疾病具有显著的疗效。锋勾针是在古针具基础上的一种发明和创造，是新九针中具有代表性的一种针具，所以将锋勾针称为新九针之"利器"。

（八）要以火针疗法为将军

火针疗法不仅看起来像似一位不怒而威的将军让人有些恐惧和害怕，即使治疗过程，也很果断、快捷，犹如带兵打仗的将军一般，所以把火针比喻为九针中的"将军"。此外，火针针具也有粗、中、细不同规格，以及单头、多头、扁头等多种针具，就像是一个小小的"军团"，需要"排兵布阵"、辨证选针、辨证施针。

（九）要以毫针刺法为主帅

毫针是九针中治疗疾病范围最广、病种最多的一种针具。同时，毫针也是对人体创伤最小、痛苦最小的针具之一。从古至今，毫针都是临床中最为常用的一种针具，甚至很多时候对于大部分人而言，毫针都成了九针、针灸的代名词。所以我们把毫针称为九针之"主帅"。此外，毫针以调气为主，甚至被称为"气针"，这也是最具有中医特色的一种针具与疗法。

二、九针功夫

关于针灸与功夫、功法、气功、内功之间的关系，可谓同源异流、千丝万缕、关系密切。这一点无论是从古典医籍的记载，还是历代医家的论述，即使是当代的针灸大家，诸如：承淡安、陈应龙、周潜川、彭静山、郑魁山、贺普仁等对此也有相关的论述与独到的见解。我因为自幼即从师练功、学医，所以特别关注有关这方面的学术内容，故而和师老就这方面的内容探讨也最多。兹据师老经验及传授，再加上我的一些粗浅体会整理出来，供大家参考学习。

九针功夫，也称为九针功法，主要分为两类：一类是为了提高熟练运用九针针具的技术水平，更好地运用于临床治疗；另一类是用于提高医者自身的健康水平以及更好地服务于针灸临床。

（一）九针"指"功

手指的灵活性、敏感度对于针刺手法的运用有着极其重要的作用，所以历来针灸家们大多都有自我练习手指的功法与功夫。

1. 捻指功

（1）动作：手掌自然伸开，拇指指腹轻压于小指根部，然后沿着小指、小指指腹以及无名指、中指、食指指腹，再向食指根部以及中指、无名指、小指根部划圈、摩指，这样循环一圈为一次，如此重复练习若干次。再反方向练习若干次。可以单手练习，也可以双手同时练习。随时随地均可练习。

（2）要领：这种捻指练习，一定要按照顺序依次按摩指头的相应部位，同时也要稍微用力，才有"按"、"摩"的双重作用。这种练习不仅可以锻炼手指的灵活性、灵敏度，而且还可以促进手三阴、三阳经络在指端井穴的交汇融合，改善末梢循环，防治长期用电脑、手机导致手掌、手指的各种不适或疾病。

2. 雁行指

（1）动作：手掌自然伸直，由小指开始，手指依次下按、上抬，做掌指关节的屈伸运动，大拇指随之自然运动，如此反复练习。四指放松、轻轻挨联，有如小指领队的大雁群飞行，所以称为"雁行指"。

（2）要领：做雁行指时，手掌、手指都要放松，各个手指既要各自依次运动又要相互联系着，这个练习也有利于末梢循环的气血运行。初期练习时，大拇指最不容易"雁行"，可以不必理会，等其他手指把"雁行指"做好之后，大拇指自然会随之运动。初步练习时，动作大而明显，随着功夫的深入，渐渐要做到动作小而精微，甚至从外象上很难看到它的运动，这也是由大而小、由外而内、由粗而精等功夫的不断深入。

3. 蚕蛹指

（1）动作：五指并拢，手掌自然伸直，掌指关节由手腕向指尖方向依次做屈伸运动，如此反复运动，整个手掌及手指犹如波浪滚动、后浪推前浪，又如蚕行蛹动、起伏前行，所以称为蚕蛹指、蛹动指。

（2）要领：掌指"蛹动"方法正确，掌心"劳宫穴"会随之不断地做"开合"运动。这样有利于"运气"到劳宫穴及十指指尖，促进末梢循环的气血运行。初期练习时，大拇指最不容易"蛹动"，可以不必理会，等其他手指及手掌把"蛹动"做好之后，大拇指自然会相随"蛹动"。初步练习时，动作大而明显，随着功夫的深入，渐渐要做到动作小而精微，甚至从外象上很难看到它的运动，这也是由大而小、由外而内、由粗而精等功夫的不断深入（图5-1）。

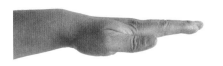

蚕蛹指1

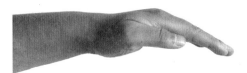

蚕蛹指2

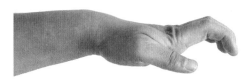

蚕蛹指3

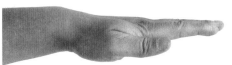

蚕蛹指4

图5-1　吞蛹指

（二）九针"桩"功

简单而言，针刺之道，不仅仅用的是指力，实则是臂力，乃至全身的内力。桩功的练习，不仅可以使习练者慢慢体会到身体内力、全身整力，更甚者还能体会到分经炼脉、内气行针等境界。

1. "立"字桩功

（1）动作：自然站立，两脚分开约与肩等宽，头正颈直、百会上顶、身形中正，目视前方；中指带动两臂向身体两侧伸展并略抬起，两臂腋下虚空约成30°角，掌心向下。保持这个姿势站立10～40分钟。这个姿势犹如汉字"立"的古代写法，故名"立字桩"。

（2）要点：练习时间的长短要循序渐进，慢慢增加时间，每次练习不超过40分钟。每日练习次数1～3次。练习过程中要集中思想，体会和感觉身体内气血运行变化的感觉。这种功法看似简单，实则对于通经、活络、行气具有极佳的效果（图5-2）。

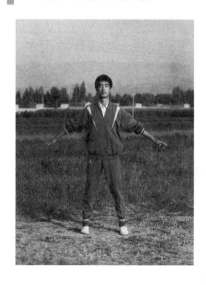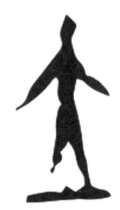

图5-2　立字桩

注：这是笔者大约在1990年练习"立"字桩时拍摄的照片，而右边两张图片则分别是汉字"立"的甲骨文、小篆字体，细细看来，这汉字与功夫之间还确实有着千丝万缕的联系。

2."大"字桩功（练形，通经，积气，凝神）

（1）动作：自然站立，两脚分开略宽于肩，头正颈直、百会上顶、身形中正，目视前方；中指带动两臂向身体两侧伸展抬起至与肩相平，两臂呈"一"字形，掌心向下。保持这个姿势站立5～20分钟。这个姿势犹如汉字"大"的写法，故名"大字桩"（图5-3）。

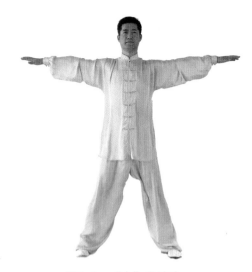

图5-3　"大"字桩功

（2）要点：练习时间的长短要循序渐进，慢慢增加时间，每次练习不超过20分钟。每日练习次数1～3次。练习过程中要集中思想，体会和感觉身体内气血运行变化的感觉。这种功法看似简单，实则强度很大，对于通经、活络、行气具有极佳的效果。

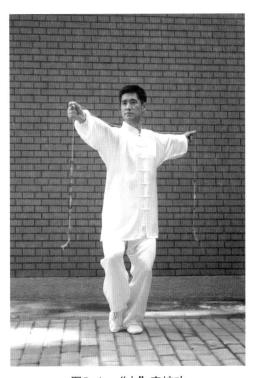

图5-4　"大"字桩功

注：这是多年前我在北京体育大学演练大字桩挂铜钱行功法时拍摄的照片。

按："大"字桩还有更高级的练习方法，用长约自己身高2倍的一根细绳，两端各系3～12枚铜钱，两手拇指、食指捏持绳子，两臂打开成"一"字势，然后捻动拇指、食指而使绳子与铜钱按照一定的方向转动，借以练习术者集中注意力的能力以及将内气运用到绳子末端的铜钱上，为"内气行针"打下坚实的基础。在此基础上还有"活步行功挂铜钱"等更高级的练习方法。有关这些练习方法，我拟另专文详细介绍，故此处从略。

（三）九针导引按蹻术

这套导引术是师老根据有关文献以及部分前辈所传，结合自己的经验而自创、自编的一套健身、养生功法。兹根据师老所传整理如下：

1. 干洗脸　古人称之为浴面。方法是先将两手搓热，再用两手如洗脸一般轻轻搓擦面部若干次。经常练习，具有美容保健、提神醒脑、清心除烦、缓解疲劳、防治感冒等的功效。

《太素经》云：一面之上，常欲得两手摩拭之使热，高下随形，皆使极匝，令人面有光泽，皱斑不生。行之五年，色如少女。所谓山泽通气，常盈不没。又云：勤而行之，手不离面，乃佳。

2. 干梳头　古人称之为栉发。方法是两手张开、十指第一、二指关节屈曲成"虎爪"状，用十指指端或指甲接触发根、头皮，从前向后梳理，有如梳理头发一般若干次。经常练习，具有疏通经脉、养发、提神醒脑、缓解疲劳、防治头痛等的功效。

《真诰》云：顺手摩发，如理栉之状，使发不白。以两手乘额上，谓之手朝三元，固脑坚发之道也。头四面，以手乘之，顺发就结，唯令多也。

3. 搓脖子　古人称之为摩项。方法是用两手搓擦脖子，尤其是脖子后面，包括大椎、风门、风府、风池等穴。具有疏通经脉、防治感冒、缓解头颈部疲劳等作用。

古人将脖子的前面部分称为颈，后面部分称为项，摩项顾名思义就是以搓摩脖子的后面部分为主。这个部位是手、足三阳经交会之处，故为防病、治病的重要部位。

4. 拉耳朵　古人称之为营治城廓。方法是先用两手捏、揉两耳各个部位，然后再拉住耳尖向上拉耳朵，拉住耳垂向下拉耳朵，如此重复数次。长期练习，具有防治耳鸣、耳聋以及保健养生的功效。

营治城廓，也叫做修治城廓。城，内城的墙；廓，外城的墙。借指内外或全部的意思。《消魔经》云：耳欲得数按抑，左右令无数，使人聪彻。所谓营治城廓，名书皇籍。

5. 鸣天鼓 方法是用两手心捂住两耳，十指向后抱在头后枕部，然后将食指放在中指背上，食指向下滑落并借此叩打后脑枕部，使耳内"咚"声作响为度，如此重复练习数次。长期练习，既可凝神，又可醒神，具有消除精神紧张，防治头痛、头晕、耳鸣、耳聋等作用。

天鼓者，耳中声也。

6. 暖眼睛 古人称之为熨目。方法是将两手搓热后，用手心轻轻捂在两眼上，并略停片刻，体会两手心之热力向两眼内传导的感觉。长期习练，具有明目、缓解眼部疲劳、防治眼疾的作用。

7. 转眼球 方法是头颈不动，两眼上下看、左右看、顺时针看、逆时针看若干次，借以转动眼球。具有明目、缓解眼部疲劳、防治眼疾的作用。

8. 叩牙齿 古人称之为叩齿（图5-5）。方法是先叩击上下门牙若干次，然后再叩击磨牙若干次，叩齿时要用力适中，并听到"噔噔"作响的声音为度。长期习练，具有坚固牙齿、生津润燥、集神、醒脑等的功效。

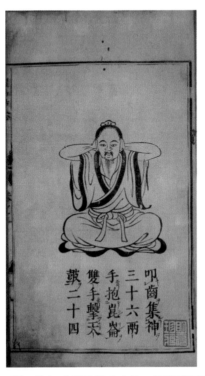

图5-5　明·朱权《臞仙活人心法·叩齿鸣天鼓图》

《玄机口诀》云："唯叩齿法，则简单易行，能令齿植坚固，至老不脱落"。故民间有"清晨叩齿三十六，到老牙齿不会蛀"的说法。

9. **转头**　导引功法的专业术语称为头颈式、颈项式。方法是保持身体不动，然后做头颈部左右转动、上下转动、绕环转动的动作。但要注意动作的幅度、次数、强度、速度的把握，尤其是有比较严重颈椎病的人，习练时更要掌握适度的原则。长期习练，可以防治颈椎病，缓解头部、颈部、手臂部、上背部等处的不适与疾病。更详细的练习方法，敬请参见笔者《唤醒你的身体——中医形体导引术》一书。

10. **抡臂**　顾名思义就是抡转手臂，目的是借以转动和锻炼肩部。从导引专业的角度而言，属于"摇转辘轳"的范畴。长期习练，可以防治颈肩部疲劳及各类疾患。更详细的练习方法，敬请参见笔者《唤醒你的身体——中医形体导引术》一书。

11. **转手腕**　两手十指交叉，然后转动两手手腕。借以活动和锻炼手腕，手腕的灵活也是针刺手法的基础。

12. **甩臂**　就是甩动手臂，重点是甩动肘关节以下的两个小臂及手。借以活动和锻炼肘关节。

13. **甩手**　方法是两臂屈肘，两手停置于胸前，然后微用力甩动两手腕及十指，速度、频率可稍快，甚至听到"呼啦呼啦"的声音。借以活动和锻炼两腕、十指。这种锻炼方法既可保健，又可帮助针刺手法的灵活运用。

14. **数指头**　在导引学中的专业术语称为"腕指式"或"五指描太极"。方法是从大指或小指开始，数一个数的同时将一个手指用力屈握，最后握拢成拳；然后再将手指依次伸展。如此重复练习若干次。长期习练，可以提高手指的灵活性，并具有疏通手三阴、三阳经脉的作用，也是针刺手法的基础功法。更详细的练习方法，敬请参见笔者《唤醒你的身体——中医形体导引术》一书。

15. **转脚**　坐式、站式均可，选择适宜的姿势，然后转动脚踝关节。具体方法可以上下、左右、顺逆时针运动两脚，借以伸展和锻炼踝关节。

16. 拍打全身　以两手轻轻拍打全身若干次。若能按照经络的运行方向进行循经拍打，效果更好。具体路线及顺序为：

面部→头部→脖子→后背→腰部→臀部→两大腿外侧→两小腿外侧→两脚外侧→两脚内侧→两小腿内侧→两大腿内侧→腹部→胸部→右手拍打左上臂内侧→左前臂内侧→左手掌→左手背→左前臂外侧→左上臂外侧→左肩→左手拍打右上臂内侧→右前臂内侧→右手掌→右手背→右前臂外侧→右上臂外侧→右肩→两手拍打胸部→腹部。

更详细的练习方法，敬请参见笔者《一分钟导引法——中医精粹导引术》一书。

17. 出空拳　古人称之为筑拳。练习方法是两脚分开约与肩同宽，身体直立，两拳握紧收抱于腰间，拳心向上；右拳不动，左拳从腰间向前用力冲拳转拳心向下，并可大声喊"哈"；右拳从腰间向前用力冲拳转拳心向下，并可大声喊"哈"，同时左拳收回抱于腰间；如此重复冲拳若干次。经常练习冲拳，可以舒缓精神压力、疏泄胸中郁滞之气、提高身体的协调性等。

练习熟练，有一定基础之后，可以进一步采用马步的姿势进行冲拳练习。

18. 行路蹬腿　顾名思义，就是一边走路、一遍蹬腿。蹬腿，是将脚尖向内勾回，然后脚跟用力向前蹬出。一腿支撑身体，一腿向前蹬出，如此交替进行，边走路、边蹬腿。蹬腿的高度、速度、力度、强度等，习练者需根据自己的身体状况而定，不可过于勉强。

19. 击打承山　承山穴为足太阳膀胱经的经穴，位于小腿肚，当伸直脚尖或足跟上提时，腓肠肌肌腹下出现的尖角凹陷处即是该穴。练习方法是一腿站立，然后用另一只脚的脚背击打站立腿的承山穴，然后再换对侧击打练习，如此重复练习若干次。注意击打力度要适中，用力太轻可能影响健身效果，用力太大要防止摔倒。

20. 扳脚后跟　导引学专用术语称为两手攀足，与"八段锦"之中的"两手攀足固肾腰"（图5-6）有异曲同工之妙。方法是两脚分开约与肩等宽或两脚并拢站立，两腿始终保持伸直的状态，身体前俯，两手从两腿外侧尽量握、抱两脚跟，动作到最大幅度时略停3～5秒，然后直立放松。如此重复练习若干次。动作的幅度、强度要量力而行、适可而止，以免拉伤。长期练习，有助于强健腰腿、柔筋健骨、延缓衰老。

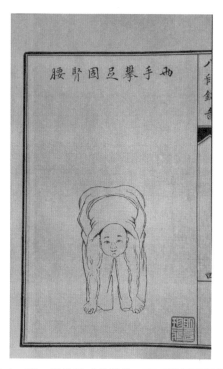

图5-6　清·梁世昌《八段锦·两手攀足固肾腰》

九针导引按跷术，此次为简要介绍，仅供读者参考学习，我拟将来做专文并配图片、视频等进行整理，以更方便于大家学练。

三、师门藏珍

为了学习及提高针灸技艺，师老一生曾求师访友无数，也曾广泛搜集古典医籍及名家资料，家中收藏资料十分丰富。兹根据师老讲述，摘要介绍几位对其影响较大的名医，一则可以藉此了解师老的成功绝非偶然，二则也可参考学习各家之所长。

（一）朱琏·《新针灸学》

除了家传及伯父之外，一代针灸名家朱琏是师怀堂老师非常尊重的一位老师，所以师老每次谈起他的针灸之路时，总会从他去北京卫生部针灸疗法实验所跟随朱琏学习针灸开始讲起，朱琏的学术思想、针灸技术对师老的影响也是极其深远和重要的。也是从北京学习之后，师老开拓了眼界和思路，为之后在针灸之路上，尤其是九针的发明与研创，奠定了坚实的基础。从某种意义上讲，去北京跟随朱琏的学习，是师老针灸之路上的一个重大转折与飞跃，所以我们有必要对朱琏先生及其学术思想有所了解。

朱琏（1909—1978），女，字景雯，江苏省溧阳县人。1949年2月，为了给解放区培养医生，在华北人民政府主席董必武的支持下，朱琏在平山县创办了华北卫生学校，并兼任校长。学校分医生、妇幼卫生、针灸、助产4个班。朱琏亲自编写教材，亲自讲课。为冀中、冀南、太岳、晋东北、察哈尔等解放区培养各类医务人员200多名。

为了加强针灸理论与现代科学的研究，在朱琏的积极倡导下于1951年成立了 "中央卫生部针灸疗法实验所"。1955年，针灸疗法实验所更名为中医研究院针灸研究所（即今：中国中医科学院针灸研究所），朱琏任所长。

1951年，朱琏编著的《新针灸学》一书问世（图5-7）。这本书是新中国成立后的第一本针灸专著，也是国内运用现代科学观点和方法，探索提高针灸医术与科学原理的第一部著作。《新针灸学》的出版引起了国际医学界的广泛重视。朝鲜、越南、前苏联等国分别译成本国文字出版。

1960年以后，朱琏随爱人陶希晋调广西，任中共南宁市委常委兼副市长，分管文教卫生工作。朱琏在广西工作的十多年中，共举办针灸训练班二十多次，为广西培养了近千名针灸人才。就是在动乱的 "文革" 期间，她也克服许多困难，聘请一些当地著名医师创办了南宁针灸大学和南宁针灸研究所，对新针灸疗法在

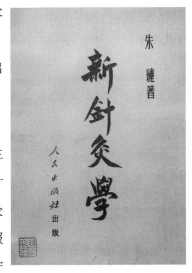

图5-7 《新针灸学》

广西的推广，改变广西民间医疗落后状况起到了重要的推动作用。

1978年5月18日，朱琏积劳成疾，因病去世，享年69岁。

有关朱琏先生及其针灸学术的具体内容，请读者参看先生原著或相关著作，至于师老对于朱琏先生针灸学术的继承、研究、发展等内容，有待将来有机会再拟专文讨论。

（二）李翰卿·《伤寒讲义集要》

在师老珍藏多年后传给我的珍贵资料中，有一油印本名为《伤寒讲义集要》（图5-8），油印本中还有师老当年作的一些零星笔记。该资料并未看到署名，后经询问师老才得知，这是原山西省针灸研究所首任所长、山西一代名医、伤寒大家李翰卿先生的作品。经查，《伤寒讲义集要》油印本的内容已由人民卫生出版社于2010年出版，读者可自行去研读学习。

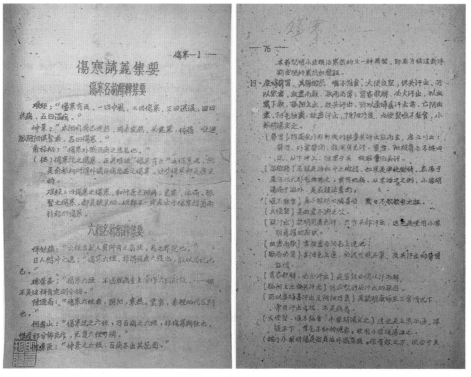

图5-8　师老当年学习李翰卿先生《伤寒讲义集要》时的油印本，其中页眉上手写"伤寒"二字为师老亲笔所书。

前文有述，我的授业恩师杨凯先生，1958年于山西医学院毕业后，被推荐为研究生（当时称为又红又专接班人）进入山西省中医研究所学习、工作，当时也曾师从李翰卿先生学习，并且还在李翰卿先生的指导下发表了《伤寒论中关于"下利"的辨证论治》的论文，参与整理了《伤寒论纲要》等，所以杨老师对于李翰卿先生的学术比较熟悉。

由于以上因缘，所以比较关注李翰卿先生及其学术传承与发展。兹据《李翰卿伤寒讲义集要》一书（人民卫生出版社，2010年1月第1版）所载，将先生小传附录如下，以供读者做初步了解。

李翰卿简介

李翰卿（1892-1972），名希缙，号华轩，以字行。山西省灵丘县上沙坡村人。舅父张玉玺乃当地有名的儒医。李氏自幼从其舅父学医习文，尽得其传。15岁时即能治疗一般的疾病，以后虽在当地小学任教，但每有闲暇即为人疗疾，以治病救人为乐，医名日增，求治者盈门。27岁时，由本县推荐到山西省立医学传习所（川至医专前身）应试，以第一名的成绩被录取。经过3年的寒窗苦读，他不但系统钻研了中医经典，对历代各家各派学说亦多有涉猎。1922年毕业，先后应邀在太原复成堂、体乾堂等处行医。35岁始独立开业，悬壶并州。李氏治病尤遵仲景，精于《伤寒》、《金匮》，喜用经方、小剂，每能救危难、起沉疴而得心应手。他不仅精于中医内科、妇科，而且对儿科、外科及老年病学方面亦研究颇深。为了启迪后学，李氏集平生治学《伤寒论》之心悟及临证经验，于1960年著成《伤寒论113方临床使用经验》一书，并计划撰写一部以中医各科疾病及症名为纲，病、证、方、药为目的临床医师必备工具书，笔记资料积累甚多，然终因诊务、政务繁忙，未能完稿。

李翰卿于1956年加入中国共产党，历任山西省总工会职工医院、太原市工人疗养院第二医院医务主任、副院长，山西省中医研究所所长。曾兼任山西省医药科学研究委员会副主任委员，太原中医研究会会长，中华医学会山西分会副理事长，山西省第一、二、三届人民代表大会代表和山西省政协第二、三届常委、委员等职。

（三）焦佩香·《本草讲义》与《伤寒注述》

原山西省中医研究所名老中医焦佩香先生，当年曾为"西医学习中医研究班"讲授《本草学》，并有《本草讲义》油印本（图5-9）。师怀堂老师当时也曾多次去听课，故有此《讲义》并保存下来。该油印本并无明确署名，是我经师怀堂及杨凯（杨为首届西医学习中医研究班正式学员，后曾任该班助教老师）两位老师确认后才知道上述情况的。希望将来有机会能将其出版发行，不仅传承先生之学术，造福人民，也藉此表达对先生之怀念。

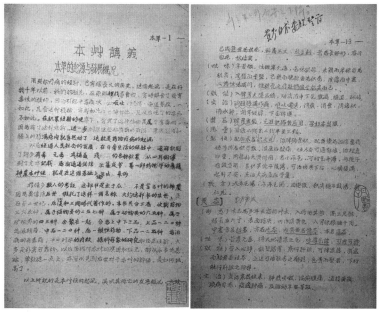

图5-9　师老所藏原山西中医研究所名老中医焦佩香先生的《本草讲义》油印本，页眉笔记为师老当年听课时所作的笔记。

　　无独有偶，杨凯老师因为跟随李翰卿先生学习的缘故，所以对于《伤寒论》格外重视，因而竟然还收藏有一部焦佩香先生编著的《伤寒注述》（上下册，油印本，内部印行，山西省中国医学研究所，1958年12月）（图5-10），后来杨老师也传给了我。

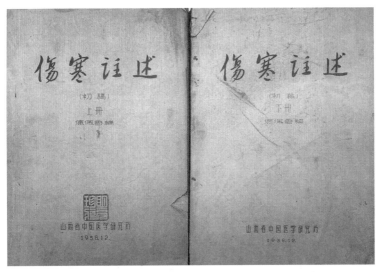

图5-10　杨凯老师所藏原山西省中医研究所名老中医焦佩香先生编著的《伤寒注述》一书，油印于1958年12月。

　　不过，奇怪的是，关于焦佩香先生具体的生平事迹、学术传承等，不知何故竟然很少流传。师老及杨老二师在世时，我也没有进一步询问和了解，甚为遗憾！

（四）周潜川·《丹医语录·针灸大法品》

　　关于原山西省中医研究所名老中医、峨眉气功大师周潜川先生的介绍已经在上篇中作了较为详细的介绍，故此处从略。师老因慕周先生之名，又因二老都曾给某位省领导看过病，所以师老便烦请那位领导帮他向周先生索请其针灸作品及资料。直至今天，师老传给我的这本《针灸大法》的封面上依然有那位省领导的亲笔说明（图5-11）。师老知道我一直在修学周先生所传的峨眉丹医一脉，所以后来便把这本珍贵的内部资料《镇健大师丹医语录（初稿）针灸大法品第四》传给了我。师老说后来他也曾数次拜访和请教过周先生，所以资料内至今还有师老所作的笔记。

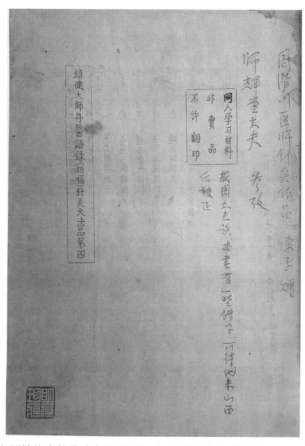

图5-11　这是山西某位省领导应师老所请，向周潜川先生索赠的（门人学习材料，非卖品，不许翻印）《镇健大师丹医语录（初稿）针灸大法品第四》（内部资料，1958年6月油印本）。

封面上红色字为那位省领导亲笔所书：周潜川医师针灸作品，索来赠师辉（编者按："辉"为"怀"字之误）堂大夫参考。据周大夫谈，本书有一些错字，可待他来山西后校正。

　　关于《针灸大法品》这本资料，当年由于周潜川先生"含冤入狱"的事情，以及对其周围人的影响，所以连徐一贯、杨凯、李国章三位老师的这本资料也没有能够"幸免于难"而保存下来，所以就显得这本资料更加珍贵了。师老传给我这本资料之后，我曾请徐、杨、李三位老师给我作过校对和讲解，我也做了大量笔记和整理。其中《针灸大法》的《烧针秘授分》部分，周潜川先生原书即已标注为"阙文"而为空缺，是在师老的指导下我们做了大量的补充，希望流传后人以续"丹医针灸"之法脉。

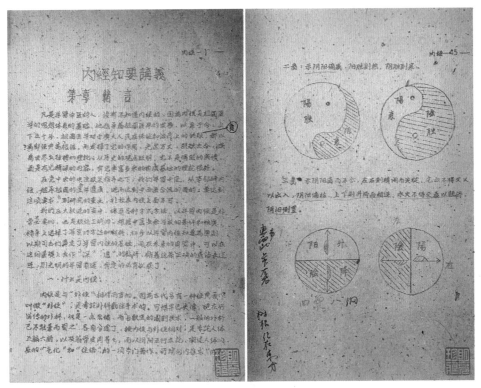

图5-12　师怀堂老师保存下来"幸免于难"的珍贵资料，是当年周潜川先生讲述的《内经知要讲义》油印本，书中手书字体为师老当年所作笔记。

周潜川先生当年曾担任山西省西医离职学习中医班的兼职教师，同时担任兼职教师的还有李翰卿、王雅轩等，后来杨凯、李国章等曾参与教学工作。周潜川先生当时主要讲授《内经知要》，后经弟子杨凯、李国章等协助整理成《内经知要讲义》并油印成册发给学员（图5-12）。不过杨、李二师的本子当年终未能"幸免于难"，庆幸的是师老竟然保存下了当年的油印本，他当时听课阅读时所作的笔记至今依然清晰可见。更有幸的是这本书已经由山西人民出版社于2012年3月正式出版发行，书名为《内经知要述义》，读者可以自行研读。此外，据师老回忆说，当年周潜川先生在针灸方面，除了讲授《针灸大法品》之外，还传授有"盘龙金针术"，类似于九针中的长针、圆利针，较之毫针要长很多、粗很多，主要用于多穴透刺的方法，如背部督脉经穴就常用此法。

其实，当年周潜川先生曾将"盘龙针法及口诀"传授给其弟子杨凯，杨老师之后也作过一些这方面的文献资料整理与研究。古代的盘龙金针，确实是用金打造而成，针的长度、规格有很多种，其中最长的针长有一尺五寸（约50cm）。盘龙金针（图5-13）因针体较长、针的材质又很软，所以需要施针者具有深厚的指力、内力才能运用自如，故需要术者平时练习专门的"峨眉针功"。有关盘龙金针术的具体针具、针法、用法、主治、功法等内容另拟它篇专述，兹仅摘录古传口诀数句，作为本文的结束。

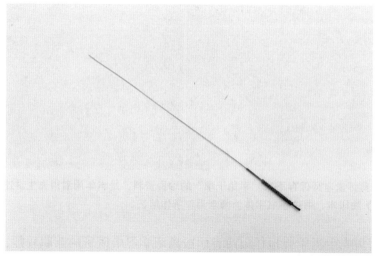

图5-13　古代的盘龙金针，为真金打造而成，其样式如图，只是比这种针还要粗

按穴经外有奇穴，丹家心授离笔墨；

九九针法此经多，引阳出入是总诀；

绕指金针长又长，重楼透过架桥桁；

阳关血海双龙逗，坎眼云窝丹凤翔；

枯井丹田蓝玉种，圣泉震泽朱砂捧；

密法不仅治凡夫，还及抽添与铅汞。

九针心得

九针老人"师爷爷"

民间中医　张继虎

　　我从14岁起，就开始跟随张明亮老师练功、学医了，再加上我们又是同村人，所以彼此更加了解。也正是因为这样的因缘，所以张老师的很多师父我也大都跟着他见过，比如他"峨眉派""中医与气功"的师父徐一贯、杨凯、李国章、周巢父，他佛学禅修的师父五台山寂度老和尚，他的针灸师父师怀堂等等，其中给我很深印象的就是师怀堂老师。

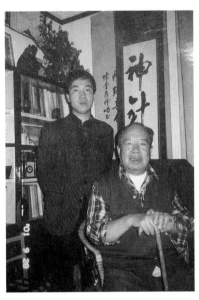

张继虎在师老家中与师老的合影，拍摄日期为2001年9月28日

记得第一次跟随张明亮老师一起去看望师老大约是在2000年。师老给我的印象是一位慈祥的老爷爷，来家里求医者及家属也很多都称师老为"师爷爷"；师老家中的墙上挂满了名人、名家的字画；师老"扎针"的方式、方法和一般针灸差别很大！这就是第一次见到师老给我留下最深刻的几个印象。

后来，也曾又随张老师去过几次"师爷爷"家，其中有一次给我留下了终生难忘的记忆。我的大腿外侧不知道什么时候长了一个杏核大小的囊肿，因为不痛、不痒、不红，所以也就没有太在意，看到师老正好有空，我便向师老咨询。师老看了看说"这就是一个粉瘤，很简单，我给你治疗一下"。于是，师老给我局部消毒之后，先用火铍针将囊肿呈"十"字切开，将肿囊内粉渣样分泌物挤出来，然后又用火鍉针探入肿囊内部来回旋转烧灼，师老说是要破坏粉瘤的囊壁，否则容易复发。最后在创口处用敷料敷贴，针灸手术即告结束。整个过程也就短短五、六分钟的样子，并且也远比看见的、想象到的疼痛小很多很多，而粉瘤也就这一次就彻底治愈了。师老说：微痛、简便、快捷，不受时间、地点约束，疗效又好，这就是九针的特点，我也亲自体验了一次九针神奇的疗法。也是经过这次亲身体验之后，使我对学习九针及中医的信心倍增。师老已经离开我们近10年了，但他老人家的音容笑貌却经常在我的脑海中浮现，尤其是师老"不同针具，辨证施治"的思想，也一直激励着我在中医、针灸之路上砥砺前行……

新九针传习心得与感悟

中国中医科学院 代金刚

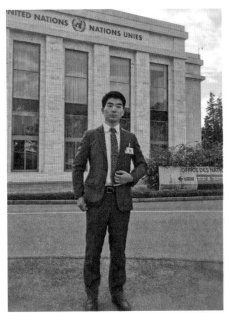

代金刚 医学博士

中国中医科学院研究员、硕士研究生导师

中央电视台《健康之路》《夕阳红》特约专家

2014 健康中国年度风尚人物

2021 中医药年度科普人物

中华中医药学会科普分会委员

国家级社会体育指导员

首届援助非洲中医志愿者

编创"健心健康操"打破吉尼斯世界纪录

2021年下半年，张明亮老师全面开展新九针书籍的撰写工作，并嘱我将学习新九针，特别是跟师怀堂老师学习的经历、应用新九针的心得进行整理。其实写新九针的书籍，张老师已经酝酿了近20年，2001年我跟张老师认识后，就得知其有在新九针方面的传承和著书计划，张老师治学严谨，特别是写书方面更是精益求精，加之需要撰写的书籍很多、教学工作繁忙，新九针一书延至今日才得以跟大家见面。

我曾经于2003年和2007年两次拜访师怀堂老师，并跟张明亮老师系统学习新九针，在非洲埃塞俄比亚做志愿者期间和十几年临床工作中都将新九针作为重要治疗手段，希望我的经历和心得能够对读者有所启发。

1. 初识师怀堂老师，深入学习新九针

师怀堂老师1922年出生于山西长子县，新九针发明人。而我是河北保定人，2000年进入北京中医药大学学习，我开始学习中医的时候师老已近80岁高龄，从时间、空间上跟德高望重的师老都没什么交集。然而，机缘巧合之下，我有幸结识师老师，并开始了新九针学习之路。

2000年我18岁，考入了北京中医药大学基础医学院，高中阶段是一名"理工男"，到了北中医之后突然从数理化转到"阴阳五行""脏腑经络"等抽象理论，难免有些不适应、不理解。因为中医学很多理论看不到、摸不到、感受不到，对老师要求的积思顿悟、取类比象等思维模式也是似懂非懂。我带着很多困惑，希望参加一些中医社团，请师兄师姐们给答疑解惑。在一次中医交流活动中，"学士沙龙"请到了张明亮老师讲课，张老师在讲解中医时环环相扣，从有形到无形，从肢体导引动作到经络气血，让我茅塞顿开。于是下定决心，在完成课堂学习的同时多跟张老师学习。

张明亮老师是山西太原人，我经常在张老师来京出差时随其左右，间断学习了六字诀、伸展功、八段锦、峨眉十二庄等传统中医导引法，虽然有一定进步，但是感觉缺乏系统性。2003年寒假，我压缩了回家的时间，大年初三就去了张老师家，既是拜年，更重要的是想趁着假期深入学习。当时协助整理了《周潜川自传》《峨眉十二庄》等内容，收获颇丰。比起学到了一些知识，更弥足珍贵的是张明亮老师带我们拜访了几位他的老师，有徐一贯老师、杨凯老师和师怀堂老师。

对于这几位老师，张老师多次在讲课中介绍过，都是给张老师倾囊相授的恩师，能有机会当面拜访实属荣幸。当时师怀堂老师已经81岁高龄，我和张老师的到访让师老非常高兴。对我这个从北京来的大学生更是关怀有加，问我的学习情况，来太原的吃住安排等。

简单寒暄之后，我怎能放过这个求学的好机会。当时我已经学过《针灸学》和《经络腧穴学》，并拜读过师老所著《中医临床新九针疗法》一书，师老有一个独特的针法"滞针"手法，我请师老在我身上示范一下这个独特

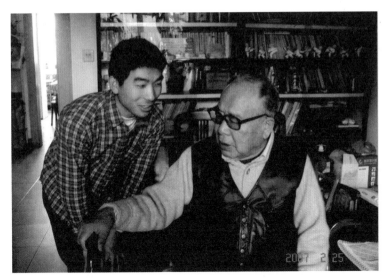

2007年2月代金刚第二次来拜访师怀堂老师

的手法。我坐在师老旁边，师老在我左侧外关穴扎了一针，师老虽已经耄耋之年，但进针很快，几乎感觉不到针灸刺破皮肤时的疼痛，一边为师老点赞，一边看师老的手法，只见师老快速进针约1.5寸后，大指和食指捻动，边捻边提，我顿时感觉到酸麻的感觉到了中指指尖和肘关节。师老示意我提拉针柄，并注意看进针的部位。我用右手轻轻提拉，发现针已经滞住了，进针部位的皮肤被拉起来，但针身没有出来。师老边笑边说，"刺之要，气至而有效""滞针手法，一个顶俩"。我一下子明白了滞针的奥妙，师老曾经在基层工作多年，缺医少药，在那个环境下，师老通过手法主动"滞针"，达到充分得气的目的。

按照我们课堂所学，滞针本是针刺过程中我们不希望出现的，指进针后或行针过程中，于提插捻转或出针时，针下感觉非常沉重、紧涩，甚至捻转不动，进退困难者，同时患者感到疼痛加重的现象，称滞针。滞针多因患者精神过度紧张或因疼痛而致局部肌肉痉挛，当针刺入腧穴后，患者肌肉强烈收缩；或行针不当，向单一方向捻转太过，以致肌肉组织缠绕针体；或留针时间过长而中间未行针等造成的。通过师老的示范和讲解，让我明白滞针合理应用可以增强得气感，提高疗效，让我对滞针有了更深入全面的了解。

问及师老发明新九针的初衷时，师老引用了一段内经原文，"九针之宜，各有所为，长短大小，各有所施也，不得其用，病弗能移。"并增补一句"若得其用，善起沉疴"。师老讲到梅花针的用处时，讲了一个10岁左右儿童，患胃痛，疼痛剧烈，师老施以梅花针，对胃脘部位进行叩击，因病痛和针刺的反应，孩子会趴下，孩子趴下之后，继续用梅花针叩击后背部脾俞、胃俞等穴，约5分钟，疼痛止。师老专门介绍了火针疗法，将他发明的火针家族一一展示，有粗火针、细火针、三头火针、扁头火针、钩火针，以及鍉针的火针用法等，让我大开眼界，也打消了对火针的恐惧感。

师老还如数家珍的对磁圆梅针、锋针、圆利针等一一讲解。师老平时也将磁圆梅针用作自我保健。

师老谈到众多针灸大家，他最为推崇的是朱琏，盛赞她既是一位著名的针灸家，也是一位伟大的革命工作者。（当时我对并不熟悉朱琏这个名字，后来到中国中医科学院工作后才知道朱琏的很多成就和先进事迹，可惜当时孤陋寡闻，否则可以多从师老那儿了解一些朱琏的学术思想和事迹）。

第一次拜访师老，让我大开眼界，对针灸学的认识更加客观全面。我的专业是中医学，从大二开始辅修针灸专业，但是内心一直有中药为主、针灸为辅的想法，通过师老的讲解，我充分认识到针灸学的精深、新九针的奥妙，小小银针完全可以在临床唱主角。

拜访师老之后，我就更加注重研读《中医临床新九针疗法》一书，也盼望着能有机会系统学习新九针，2004年，应曲黎敏老师之邀，张明亮老师陆续在北京中医药大学开设培训班，包括易筋经班、天罡指穴法班、新九针班等，我都积极参加了，在新九针班上，我既是一名学生，也算半个助教，协助张老师制作新九针课程幻灯，辅助教具的准备等。通过几次培训，我系统学习了每个针具的特点、操作方法、注意事项、临床应用等。通过系统学习新九针和辅修针灸学二学位，以及在中日友好医院毕业实习的历练，临近大学毕业，我已经可以独立接诊，并给与针灸治疗了。为我大学毕业后赴非洲做针灸志愿者打下了基础。

2. 赴非洲做志愿者，九针之光闪亮埃塞

2005年，商务部、团中央选派首届赴非洲志愿服务队，前往埃塞俄比亚从事志愿服务。我从网上得到这个消息是在2005年5月，当时我大学即将毕业，已考取北京中医药大学东直门医院硕士研究生，正在懵懵懂懂地规划未来。网上的消息说，团中央招募赴非洲志愿者，共招募12名，涉及中文、体育、农业、传统医学，经过选拔，中文、体育、农业等方面的志愿者已经确定人选，传统医学方面的志愿者还没招募到。我不假思索地联系到承办此项工作的团市委志愿者工作部，当天就去面试并被录用了。被录用之后，我才想起给父母打电话报告此事，并开始在网上了解埃塞俄比亚这个陌生的国度。

2005年8月我来到遥远的埃塞土地，在这里工作、生活半年，我习惯把这里称为第二故乡。有故乡的感觉，还因为这里的人把中国人都看成好朋友，走在大街小巷，就会有很多当地人跟我打招呼，有的还能说上几句中文。

赴非洲服务队12名队员中传统医学方面的有2位，我和北京中医医院针灸科的夏淑文老师。夏老师有多年临床经验，能跟夏老师一起工作，我内心的志忑平复了许多。

我们的工作地点在距首都100公里的纳兹瑞特市阿达玛医院。在那里，我们和来自河南的医疗队一起工作，当时医疗队的几位老师都是西医医生，分别是外科、内科、放射、麻醉科专家。

中国医疗队曾经有针灸科医生在阿达玛医院工作，并开设了针灸科，近两年没有针灸医生，原来针灸诊室也被作为他用。经过一阵子的努力和协调，终于把针灸科安排到了刚落成的原本作为放射科的房间里，医院特地配备了两名护士，一位经验丰富的老护士名叫叶希，她曾经和中国医疗队的针灸医师一起工作过，另一位年轻的护士名叫兰池，都懂英语，能帮我们和不懂英语的病人沟通。

为了顺利开展工作，我们从国内带来几箱一次性针具、耳针和手套，我还特地带了一套新九针。另外从医院库房中找出了几年前中国医疗队剩下的艾灸、电针仪等用具。针灸科开诊伊始，就有病人慕名而来。因为这里没有中药，所以新九针的理论和方法都派上了用场。

患者兹法是位女警官，35岁，患双膝关节炎已经5年了，夜里痛得睡不着觉，走起路来都打晃。兹法来就诊都穿便装，但随身带着枪。扎针前，兹法总是趁人不注意，把手枪放在诊桌最下面的抽屉里，走的时候再别在腰里。我对兹法的病腿施行两次毫针治疗后，不见效果。后来，我详细了解其发病过程，因为职业原因，经常值夜班，环境比较阴冷潮湿，疼痛逐渐加重且痛处相对固定。我脑子里闪现出"其寒气胜者为痛痹""寒者热之"，脑子里闪现出师老介绍火针的场景，决定用火针治疗。因为担心其不能接受火针疗法，我拿出新九针针具为其讲解治疗思路。兹法对针灸医生是很信任的，她的几位同事就曾来针灸科就诊并得以治愈，但她对形态各异的新九针还是充满了惊讶和好奇，经过我的解释，她决定试一试火针疗法。

因为这里传染病较多，不能使用可重复的坚硬火针，只能以一次性毫针代替。我开始了火针在非洲的首秀，兹法难以掩饰内心的恐惧，把头转向一边；护士也投来了怀疑和好奇的眼神。我凭着师老师和张老师传授的"指上功夫"，顺利地在其膝关节周围施行了火针疗法。兹法不但没喊疼，反而在火针治疗后露出了微笑，不断地屈伸膝关节，并竖起了大拇指，疼痛有了明显缓解。几次火针治疗后，兹法的双腿不再疼痛。

我们积极利用毫针、艾灸、耳针、电针、火针、磁圆梅针、梅花针、拔罐、放血等多种方法为患者诊治，患者中有2、3岁的小孩儿，也有80多的老人，有纳兹瑞特当地的人，也有从800多公里外专门赶来治病的人，病种也多种多样，有脑血管病、截瘫、类风湿关节炎、肩周炎、桡神经损伤、面瘫等，经过精心调治，绝大部分患者都收到满意疗效，新九针之花在埃塞俄比亚美丽绽放。

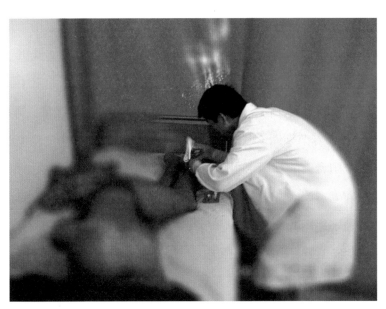

代金刚在埃塞俄比亚为患者进行火针治疗，自从给兹法治好之后，火针在当地火了起来，有的患者甚至主动要求扎火针

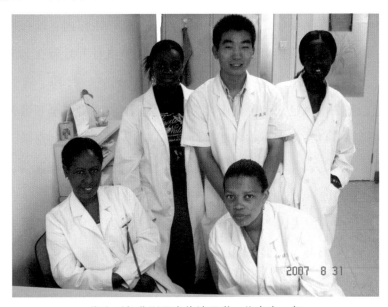

代金刚与非洲国家传统医学工作者在一起

3. 时不我待，新九针传承与创新

2006年1月我从埃塞俄比亚回来之后，为深入学习新九针技法，我继续参加张明亮老师主讲的新九针培训班，并现身说法，为北中医的同学和师弟

师妹们介绍新九针。应校研究生会之邀，主讲"新九针临床应用"，应几位港澳台学生的邀请，利用国庆假期的时间，开设了"新九针实践班"。因为在非洲的志愿服务经历，我获得了中国青年志愿服务铜奖、北京中医药大学2006年"感动校园十大人物"和2007年北京市团市委"志愿之星"等称号。

2007年2月，春节期间，我再次前往太原张老师家，有几位北中医的学生（分别来自中国台湾、韩国）也一同前往，在太原跟张老师学习的同时，也第二次拜访师老。当时师老身体状况明显不如以前，但仍然对我们很热情，指着墙上的题字，跟我们讲其来历，并回答我们关于新九针的问题。那次拜访，没想到竟成了最后一次见到师老。

2007年6月，北京中医医院承办商务部院外项目"发展中国家中医保健技术培训班"，我担任翻译，与来自非洲多个国家的传统医学工作者交流并为其介绍了新九针疗法。

2008年硕士毕业至今我在中国中医科学院工作，工作内容既有科研，也有教学，并长期在针灸科出诊，因为曾系统学习新九针并且有在非洲应用新九针的经历，在临床工作中，我一直将针灸作为首选，针药、导引并用。2013年起，我在中央电视台《健康之路》《夕阳红》《健康全知道》等栏目录制中医科普节目，多次介绍到新九针及其应用，受到观众的喜爱，也让更多的人了解中医的新九针疗法。借助医学实验中心的大型仪器设备，我还开展了新九针有关的科研工作。

2019年《中共中央国务院关于促进中医药传承创新发展的意见》发布、全国中医药大会召开，为促进中医药传承创新发展按下了快进键。人民群众日益增长的健康需求，正在让古老的中医药焕发勃勃生机；中医独特的健康观，也正在为人们提供全方位全周期的健康保障。遵循中医药发展规律，立足根基，挖掘精华，保持特色，中医药才能根深叶茂、生生不息。新九针是中医药学重要组成部分，也要乘势而上，顺势而为，不断传承、勇于创新。

传承是中医理论发展的根基，传承不足会让很多中医特色技艺失传，使医道难以顺利延续。新九针传承了古九针的精华，在针具、治疗思路方面都有很多创新，新九针发展数十年，需要进一步创新才能推动其适应新时代要求。

老树欲发新枝，缺乏创新性发展则难以为之，新九针发展需要更大程度地探索医教研企机构协同创新，构建完善产业链、服务链、创新链生态。创新性发展，科技助力不可或缺，人才活力亟待激发。可以探索建设科技创新平台，激发人才创新活力，完善科技创新体制机制，开展多学科、跨领域的研究。

我的九针之缘

香港注册中医师　李云宁

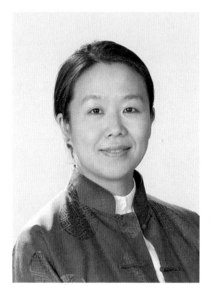

李云宁
执业中医师，香港注册中医师
中国中医科学院博士在读
香港大学中医药学院针灸学硕士
IFPA，NHAH，AIA认证芳香治疗师
香港《中医生活》杂志特约作者

1.《素问·针解》"九针之名，各不同形者，针穷其所当补泻也"

与新九针结缘是在进入中医药大学学习的第一年，中医基础理论刚学到一半，没有摸过针灸针，对经络穴位也没有任何了解，就在这样懵懵懂懂的状态下参加了张明亮老师的新九针课程。张老师在接连两年左右的时间里，举办了一系列课程，陆续讲解了新九针的针具和方法，并分享了很多师怀堂老师的临床经验。本科的针灸相关课程当时被排在较后的学年，所以张老师的新九针课程其实就是我的针灸启蒙课，特别庆幸有这一段学习经历，令之后的针灸学习变得更高效，也为自己日后的针灸临床打下了坚实的基础。

回想第一次的九针课已是将近20年前，但很多上课时的场景仍历历在目。张老师的课程一直是理论与应用并重，对针具和用法的讲解很详细，还有很多示范和实操。第一期课程，印象中讲解了梅花针、磁圆梅针、火针和毫针，也是新九针中自己使用最多的针具。师氏梅花针与一般的梅花针颇为不同，由于手柄的材质和长度，在操作上更具灵活性，成簇的针尖设计令痛感大大减少，这两点令梅花针在力度的控制上有了更多的层次，适用范围也更广。磁圆梅针给我的第一印象更像是保健工具，也总是很放心地教给病人自己去使用，但逐渐从收到的反馈中了解到其疗效不可小觑，加上非常安全，可以说是新九针中的"宝藏针具"，记得还曾有一同上课的同学专门买了好几支磁圆梅针送给家人亲戚作为礼物。

师氏火针比一般的火针多了手柄，针体长度也可以进行一定的调整，但就是这一点点的差异，在使用方便性及效果上就有了大大的不同。还记得张老师在课堂上示范将火针烧至白亮的技巧时，台下一片惊叹声，相信当时大家都在心里打了大大的问号，痛不痛？会不会烫伤？而课堂快结束时，所有愿意尝试的同学，都体验了一次师氏火针的深、速刺。看似可怕，但只要方法正确，不只不疼，还非常有效，疑虑随之一扫而空，也令我在日后需要向患者"推销"这种刺法时，既坚定又有信心！较为可惜的是，带手柄的火针现在似乎成了绝版，一般的火针用来进行深、速刺始终不大应手，所以早期购得的几支师氏带柄火针，现在成了我的宝贝，只在需要进行深速刺时才拿出来使用，其他情况下则使用市面常见的火针。

还有师氏三棱针、圆利针、镵针、鍉针、铍针、锋勾针等都在设计上各有特点，这些特点，初学时没有太多感受，直到自己开始实习、临床并接触到其他针具后，才有了更深的体会，也因此而赞叹师老对针具的创意及巧思。

另一记忆清晰的场景是张老师在课堂上邀请同学体验毫针手法，其中一位是我的同班同学，也是刚刚入学的"小白"。估计因为第一次体验针刺，比较紧张，这位同学很快出现了脸色苍白、心慌、虚汗等晕针表现，为大家额外增加了如何处理晕针的现场教学。这部分虽然并非新九针的特色内容，却帮助我在刚进入临床就能非常淡定地去处理同样的状况。

2.《灵枢·九针十二原》"小针之要，易陈而难入，粗守形，上守神"

在新九针的课程里，张老师分享了很多他和师老的临床经验。当时既无理论基础也没实操经验的我，对于这些珍贵的内容不大能理解和吸收，只听得些皮毛，后来更多是从师老的著作和跟随张老师的后续学习中参详感悟，唯有两点印象深刻：一是师老强调扎针要"屠手佛心"，二是师老提出的毫针"滞针"手法。初学针刺往往心中犹豫，帮人施针时会思前想后，担心是否因手法不好令患者感觉疼痛，越是踌躇反而越容易造成不适，而不断提醒自己保持"屠手佛心"成了我快速克服这一阶段的诀窍。另外自己在临床不喜用电针，认为电针刺激太过，并见过因此而造成病患不适的案例，从初学至今都是使用滞针手法来加强针感和治疗作用，不仅非常有效，患者也从未因此感到不适。

2007年曾有幸与几位同学随张老师前往探访师老，师老当时年事已高，不再出诊，但精神很好，看到一行人前去非常开心，兴致勃勃地与我们分享临症故事，对于大家的各种问题都一一耐心解答。师老还特别风趣，也从他与张老师的对话中感受到老人家对各种新鲜事物很有兴趣也很能接受。对专业数十年如一日的热诚，以及不断研究、探索的精神，极具感染力，一言一行都是对我们这些后辈最好的激励和鼓舞。

3.《灵枢·九针论》"九针者，天地之大数也，始于一而终于九"

记得第一次看到新九针针具时，心里冒出的第一个想法是"好酷"，针灸竟有这么多不同的针具，后来还专门找了比较小巧而方便携带的工具包来存放。因为所面对患者群体的诉求不同，新九针的部分针具我在临床中使用较少，比如镵针和锋勾针，但依然喜欢将整套工具时时放在身边，作为对自己的督促和提醒。《灵枢·官针》中说"九针之宜，各有所为，长短大小，各有所施也，不得其用，病弗能移"，其实针灸的适用范围远远超出大众的认知，古九针只留下根据文字描述做出的模型，而结合传统理论和现代临床经验的新九针则使这一理念在今日得以继续践行。

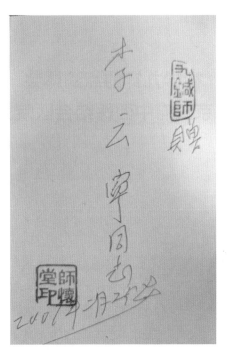

这是师老在赠给李云宁的《中医临床新九针疗法》一书上的亲笔签名、钤印，李云宁也一直将其作为深入学习九针的动力而珍藏至今。

张老师多年前就有重新整理并撰写新九针的计划，书稿近日将付梓，嘱咐我们写一些感悟。由于时间较为仓促，未及细细整理，只能先凭记忆和平时的体会写一些点滴，借用师爷师怀堂老师写下的一句话"九针传天下"，愿与有志同仁共勉，承传九针之光。

初学九针的点滴体会
——北京王府中西医结合医院王颖辉

王颖辉

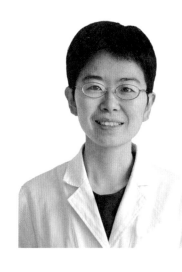

北京中医药大学中医内科学博士

北京王府中西医结合医院治未病科主任、副主任医师

北京中医药学会青年委员会理事

北京中医药学会医养结合学会慢病管理学会委员

北京中西医结合学会甲状腺专业委员会委员

世界中医药学会联合会糖尿病专业委员会理事、内分泌专业委员会理事

北京市健身气功社会体育指导员

　　壬寅大年初四，正值立春，于家中整理旧物，一本"师怀堂九针"的笔记，把我的记忆带回到18年前的大学时代。

　　那是2004年，7月的北京烈日炎炎，我正在准备大四的期末考试。当时我们传统文化课的曲黎敏老师告诉我们，张明亮老师将要来讲他的针灸老师著名大家师怀堂的"新九针"，这个消息令我们这些渴望学习传统针法的中医学生特别兴奋。

　　7月12日，正式开课，地点在北中医教学楼14教，现在留在脑海里的印象就是"热火朝天"了。7月的北京很热，教室里当时仅有风扇纳凉，来参加学习的学生很多，张老师讲课，写板书，演示针法，示范动作，讲台下学生争相观摩，记笔记，相互练习，课堂气氛特别活跃热烈，即便是到下课时学生们也是把老师团团围住问问题，始终感觉教室里特别热闹。

　　能学习到师老的九针课程是非常幸运的事，它让我从更大的体系角度了解针灸、针具。各种的针具如毫针、梅花针、三棱针、铍针、锋勾针、鍉针、镵针、圆利针、火针真是令我们眼花缭乱。我国医学家早在数千年就创造了"九针"，并且在临床实践中发展了"九针"理论，但由于后代医家、特别是唐宋以后偏重于药物的使用，逐渐放弃了"九针"的应用，到近代我们在临床中更多地应用了毫针。"新九针"是师老在《黄帝内经》古九针的基础上大胆革新、潜心研制出的针具。新九针疗法，特别强调在针灸治疗过程中根据疾病发展的不同阶段，合理选用不同的针具，发挥每种针具的特殊作用，达到系统治疗的整体综合调治目的。正可谓："九针之宜，各有所为，长短大小，各有所施也"。

　　有了得心应手的针具，更要有强有力的理论基础与实战技术，从这一点上说，能跟随张明亮老师学习九针是另一件幸运的事。从"形气神"理论去理解针灸，针灸在大部分情况下是作用在"气"这个层面，这就要求医者对"气"有充分的认知及体会，张老师一直强调体证中医，就是要求医者、施针者自己要练功，自己对"气"有认识，才能推己及人、判断病人的病情，给病人进行施治。在整个课程中，张老师一直将这个思想贯穿始终，把

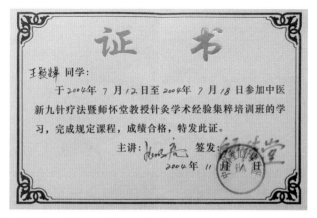

给北京中医药大学学生举办九针培训班的《结业证书》，每一张师老都亲自签名、盖章。这张图片是王颖辉同学珍藏的《结业证书》，如今她已经是北京王府中西医结合医院的副主任医师、中医学博士了。

"气"、"针"、"针具"有机地结合在一起，把练功与练针融合在一起，给我们上了一堂体证中医的九针课程。

在笔记的第一页，我记下了八个字"传承九针，福泽四海"，这八个字是师老给张明亮老师的寄语，承载着师老对"九针"的期望，对传承者的厚望，对后代苍生的健康祝愿。

参考文献

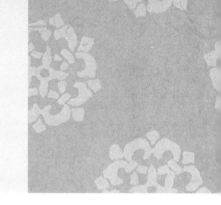

[1] 师怀堂.中医临床新九针疗法.北京:人民卫生出版社,2000.

[2] 张明亮.二十四节气导引养生法——中医的时间智慧.北京:人民卫生出版社，2014.

[3] 张明亮.唤醒你的身体——中医形体导引术.北京:学苑出版社，2014.

[4] 张明亮.二十四节气导引祛病图诀.北京:中医古籍出版社,2020.

[5] 南京中医学院中医系.黄帝内经灵枢译释.上海：上海科学技术出版社,1986.

[6] 王洪图.内经讲义.北京:人民卫生出版社，2002.

[7] 山东中医学院.针灸甲乙经校释.北京:人民卫生出版社,2011.

[8] 贺普仁.火针疗法图解.济南:山东科学技术出版社.1998.

[9] 刘保延.火针.北京:中医古籍出版社.1994.

[10] 王晞星 李源增.医苑英华——山西省中医药研究院名医名家学术经验集成.北京:中国中医药出版社,2007.

[11] 代金刚.中医导引养生学.北京:人民卫生出版社，2016.

[12] 湖南省中医药研究所.脾胃论注释.北京:人民卫生出版社,1976.

[13] 山西省中医药研究院.院志.（1957-1997）.太原,1997.

[14] 南齐·龚庆宣.刘涓子鬼遗方.天津:天津科学技术出版社,2012.

[15] 唐·孙思邈著.李景荣等校释.备急千金要方校释.北京:人民卫生出版社,2014.

[16] 元·杜思敬.针经摘英集.北京:人民卫生出版社,1959.

[17] 明·高武.针灸素难要旨.台湾:台湾旋风出版社,1960.

[18] 明·高武.针灸聚英.上海:上海科学技术出版社,1961.

[19] 明·徐春甫.古今医统大全.北京:人民卫生出版社,1991.

[20] 明·杨继洲.针灸大成.天津:天津科学技术出版社,1995.

[21] 明·杨继洲著.张缙.针灸大成校释.北京:人民卫生出版社,2012.

[22] 清·吴谦.医宗金鉴.北京:人民卫生出版社,1977.

[23] 丹波康赖.医心方.北京:华夏出版社,2013.

后 记

　　一书一世界，一卷一洞天。当这本《九针从师录》即将付梓之际，读者也将了解到张明亮老师的另一专家身份，从中感受到传承与弘扬其实就在点滴的践行之中，而且不仅是技术的传承，更是"实践—认识—再实践—再认识"的思想传承！

　　漫漫从师路，感同身受情。我们四人虽说来自不同的地区，有不同的职业，不同的学习和成长环境，年龄也相差悬殊，但我们却有一个共同的身份——都是张明亮老师的学生。我们跟随张老师学习的时间从几年、十几年到二十几年；跟老师学习的内容，既有峨眉伸展功、二十四节气中医导引养生法、易筋经、六字诀等导引功法，又有峨眉丹道中医、傅山丹功导引，还有很重要的一部分内容，那就是中医新九针疗法。

　　张明亮老师的粉丝众多，相信很多读者也曾当面聆听张老师授课，但很少人会把新九针和张老师联系起来，因为张老师应邀在国内外授课多以中医养生、导引术、健身气功为主，新九针方面的培训、讲座相对较少。然而，在张老师中医背景的学生中，或者跟老师接触多的学生之中，都知道张老师也是一位中医九针疗法专家。

　　大约在2000到2006年之间，张老师曾多次在北京中医药大学开设中医新九针疗法培训班，培养了数百名新九针人才。也是在那时，张老师便开始规划编写中医新九针疗法专著，后因海内外教学任务繁重，需要深入研究的项目和急需整理的书稿接连不断且刻不待时，关于新九针疗法之书便被迫暂时搁浅。

2019年底，第三届全国九针疗法临床经验交流会暨九针疗法传承人联谊会在山西太原隆重召开。九针疗法被列为山西省非物质文化遗产项目，张明亮老师也被认定为九针疗法传承人。带着一份责任和使命，带着对师老的敬仰与感恩，于是张老师再次把《九针从师录》一书提上议事日程，并安排我们协助书稿的整理工作。多年前，张老师曾多次带我们去拜访怀堂师老，当时师老虽年事已高，但对后学关爱有加，如数家珍地介绍他研制的新九针针具，介绍挂满墙上的名家字画的来历与意义，介绍九针在现代临床的应用……

在临床上，张老师也常把九针作为首选治疗方法，如通过磁圆梅针治疗下肢静脉曲张，火针治疗痹症，火铍针、火鍉针治疗痈疡、粉瘤，火铍针治疗痣、疣、瘊等，毫针滞针疗法治疗面瘫、头痛等，都给我们留下了深刻的印象。

集诸法之长，融九针之术。张明亮老师的研究领域涉及到中医养生、导引术、健身气功、民族传统体育、新九针等，虽然看似是不同领域与方向，但都是张老师学术思想体系的重要组成部分。比如通过峨眉大字庄的习练，可以帮助毫针的进针指力与手法；通过导引术三调合一的练习，可以提高进针的速度与专注；梅花针、磁圆梅针的叩击手法，又与推拿手法的弹法、导引术的袖底劲息息相关；九针里的毫针、细火针、粗火针与蛇行蛹动的三乘练法异曲同工。正是基于中国传统文化"万法归一"的特点，张老师掌握了其中精髓，所以对于看似不同的专业和领域，总是具有独特的认识与深厚的造诣，这也正是需要我们深入传承和学习的。

如果说张明亮老师当年遇伯乐、拜恩师，涉足九针神秘的殿堂，于医术传承而言是莫大的荣幸，那么也承接了传承与弘扬新九针在所不辞的重任。在近三十余载精勤不倦的践行中，一层层深悟个中精义。仅仅是透过书稿的字里行间也可见一斑，且不说大量的文献考证与临床验证，哪怕是一笺带着时代印记的推荐信，亦或是一个个疑难病例的简短附言"随访三年，再无复发"，也足以令我们为这样的从师经历所感动，为九针的独特疗效而信服！

　　传承是中医学发展的根基，传承不足会让很多中医特色技艺失传，使医道难以顺利延续。我们希望以参与本书整理为契机，进一步深入学习九针疗法，争取成为九针疗法的一名实践者、传承人。更希望本书能对同道及读者学习中医新九针疗法有所助益。

　　古人云："操千曲而后晓声，观千剑而后识器"，这既是张明亮老师从师之路的真实写照，也是执着于中医传承事业践行者的精进箴言，谨以此共勉！

代金刚　冯尚华　田文彬　张世炜

2022年3月29日